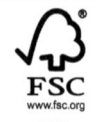

1. OMAVARAISUUDEN PERUSTEITA

Nyt jos koskaan on aiheellista alkaa miettiä, mitä on omavarainen elämä, tai vielä enemmän sitä, mitä on selviytyminen, oli sitten kyse parin päivän kotioloissa selviytymisestä tai pidemmäksi aikaa luonnon armoille joutumisesta. Polttoaineiden hinnat nousevat, sähkön hinta nousee, kaikenlaisen energian saatavuus vaikeutuu, tulee sähkökatkoksia ja säännöstelyä, logistiikka ei toimi, kauppojen hyllyt tyhjenevät, pankeista loppuu raha. Olemme toinen toistaan nopeasti seuraavien kriisien jatkumossa, joiden tarkoitusta en tässä kirjassa käy enempää pohtimaan.

Tämän kirjan tarkoitus on auttaa saamaan vinkkejä ja ohjeita omavaraisempaan elämän tyyliin, joka pohjimmiltaan on selviytymistä. Käyn tässä kirjassa läpi keinoja, joilla voidaan säästää rahaa, välttää kauppareissuja, elää mahdollisimman paljon irrallaan yhteiskunnallisesta riippuvuudesta.

Käyn läpi myös selviytymistä hyvin askeettisissa oloissa, lähtien kivikauden ihmisten jokapäiväisestä elämästä. Yritän auttaa ihmisiä pärjäämään mahdollisuuksien mukaan vaikka täysin ilman rahaa.

Miten pärjätään ilman kauppoja, ilman internetiä, puhelinta, autoa, terveydenhuoltoa ja paljoa muuta, mikä on nykyajan ihmiselle itsestään selvyys, mutta joiden puuttumiseen on osattava varautua jo hyvässä ajoin, ennen kuin joudumme tositilanteessa kohtaamaan ne.

Meidän pitää ottaa oppia menneisyydestä, ajasta, jolloin ilman noita nykyajan mukavuuksia, jotka ovat meille itsestäänselviä perusasioita, pärjättiin. Kun ajatellaan ihmiskunnan historiaa, olemme me tulleet toimeen vuosituhannet ilman kaikkea sitä, mitä viimeiset sata vuotta teollisuus on meille antanut.

Lähtökohtaisesti meidän pitää ajatella tuota aikaa, joka oli silloin ja ottaa sieltä uudelleen opiksi, sieltä me löydämme ne kaikki hyväksi havaitut mallit, jotka ovat olleet jo vuosituhansia käytössä, joilla ihmiskunta on hyvin pärjännyt.

Nykyaikana suurin ongelma on kaupungistuminen ja kerrostaloasuminen, jossa ihminen on täysin vangittuna yhteiskunnalliseen riippuvuuteen. Sellaisessa asumisessa ei ole mahdollisuutta kasvattaa omaa ruokaa, ei ole mahdollisuutta puulämmitykseen kriisitilanteessa.

Jos siellä kerrostaloasunnossa on edes jonkinlainen parveke, voi sinne laittaa kasvamaan kuitenkin kaikenlaista. Ja ainahan sitä voi ottaa perunapussin olalle ja kävellä jonnekin metsään ja istutella sopivaan paikkaan pottunsa, jos sattuu löytämään edes kohtalaisen hyvää maata, sieltä kuitenkin pienen sadon voi sitten syksyllä käydä korjaamassa, vaikkakin tämä vaatii maanomistajan luvan.

On joitakin säännöksiä olemassa hengissä selviytymisen takia, jotka kumoavat jossain määrin jopa jokamiehenoikeuksia, mutta niitä voidaan soveltaa vain silloin kun kyse on välittömästä hengenvaarasta. Tähän asiaan palaan myöhemmin.

Joka tapauksessa on hyvin askeettisesta lähdettävä liikkeelle. Jo heti alussa kannattaa kaikenlaista turhaa karsia pois, niin rahankäytössä kuin muutenkin jo energian kulutuksen kannaltakin. Terveydestä huolehtiminen on ensiarvoisen tärkeää, niinhän se on aina, mutta kriisitilanteessa sen tärkeys moninkertaistuu. Lääkkeet ovat kalliita ja kriisissä niitä voi olla vaikea edes saada, sen lisäksi suurin osa lääkkeistä on turhia, lääkefirmojen lobbaamia enemmän haitallisia kuin tarpeellisia kulutusturhakkeita. Ilman useimpia mainostettuja lääkkeitä ihmiset pysyvät paljon terveempinä.

Omaa vastustuskykyä kannattaa vahvistaa ja se onnistuu parhaiten antioksidanteilla, joista ihan tavalliset C-vitamiinipitoiset ravintoaineet ovat helposti saatavilla kotimaisesta luonnosta. Koivunlehdistä saa paljon C-vitamiinia, ja teeksi keitettynä niitä on helpointa käyttää, voikukan lehdet ovat hyvin C-vitamiinipitoisia ja yleensäkin luonnosta löytyvät marjat.

Käyn myöhemmin tässä kirjassa läpi näitä erilaisia luonnosta löytyviä kasveja ja kasvien osia, joita voidaan hyödyntää sekä ravintona että lääkkeenäkin.

Joka tapauksessa nyt on kriisiaikoihin valmistautumisen aika. Yleinen nälänhätä voi olla lähempänä kuin arvaammekaan, joten nyt viimeistään on oikea aika alkaa suunnitella

8

hätävaraa pahan päivän varalle ja selviytymistä vaikeista ajoista vaikkei hätävaraa olisi edes saanut haalituksi.

Ja kun sitä kaikenlaista sitten aletaan haalimaan sinne varastoon, on hyvä muistaa, että on monia muitakin, jotka tarvitsevat yhtä lailla niitä varmuusvarastoja itselleen. On parempi haalia vähän kerrallaan kuin hamstrata kärrykaupalla kerralla, että heti eivät kauppojen hyllyt ole tyhjinä. Ja kannattaa kierrellä eri kaupoissa ja katsella tarjouksia.

2. PIENIÄ TEKOJA OMAVARAISUUTEEN

Omavarainen elämäntapa on oikeastaan pienistä teoista koostuva kokonaisuus, mutta se voi olla isossa mittakaavassa vaikka kokonainen maatila, jossa on oma sähköntuotanto, ja jopa oma biodieselin tuotantolaitos. Joka tapauksessa omavaraisuus on pieniä tekoja aivan arkisissa asioissa, mahdollisimman riippumattomaksi tulemista yhteiskunnallisesta yleisestä riippuvaisuudesta.

Omavaraisuutta voidaan toteuttaa vaikka aluksi siten, että jätetään ne kaupan muovi- ja paperikassit ostamatta ja pidetään omaa kassia tai reppua mukana. Aivan kuka tahansa voi toteuttaa omavaraista elämäntapaa. Se on sellaista, että kerätään marjat ja sienet talteen, säilötään ne joko pakastaen, umpioiden tai kuivaten. Pakastin kuluttaa tosin sähköä, joka useimmilla tulee sähköverkosta, joten omavaraisuusaste nousee, kun säilykkeet säilyvät ilman sähköä.

Omakotiasujilla on yleensä kellari käytettävissä, kaupungissa talon alla, maalla erillinen maakellari. Kalastaminen kannattaa aina, kalat voidaan myös säilöä muutenkin kuin pakastamalla, kalojakin voidaan kuivata ja umpioida, mutta myös savustaa.

Kaikkea kaupoissa ramppaamista on hyvä vähentää, kaikki mitä vain mahdollista, hankitaan itse joko kasvattaen tai keräillen. Erilaiset vaihtokaupat kuuluvat omavaraisuuteen, sillä vaihtamalla voidaan antaa omasta jotain liikaa pois ja saada tilalle jotain tarpeellista. Aina voidaan määritellä jonkinlainen rahassa mitattava arvo kaikelle materiaalille, joka helpottaa vaihtokauppojen tekoa.

Itse voidaan kasvattaa yrttejä, salaatteja, perunaa, juureksia ja monenlaisia kasviksia, joko puutarhassa, parvekkeella tai vaikkapa muuten lämpimässä ja aurinkoisessa paikassa ikkunalaudalla. Omavaraisuus on säästämistä, vaihtokauppaa, vanhan korjaamista ja huoltamista sen sijaan, että ostettaisiin uutta, se on vanhan ja käytetyn tavaran kierrättämistä, joka on muutenkin egologisempi tapa kuin nykyinen teollinen kierrättäminen, joka perustuu vanhan purkamiseen ja raaka-aineiden uudelleen hyödyntämiseen kokonaan uudessa tuotannossa. Yksinkertaisesti omavaraisuus on toimeen tulemista mahdollisimman paljon omillaan, jonka ihannetavoite on se, että täysin ilman rahaa ja ympärillä olevaa yhteiskuntaa tulee hyvin toimeen.

Nykyään ihmisistä on huomattu se, että jos tulee jonkinlainen kriisitilanne, monella logiikka ja arvostelukyky pettää täysin. Mikään vessapaperin tai talouspaperin hamstraaminen ei ole mitään selviytymistä tai omavaraisuuden harjoittamista. On toki ymmärrettävää, että etenkin kerrostaloasunnossa, jossa juoksevan veden tulo voi pysähtyä kokonaan, on vessapaperi hygienian kannalta ihan tarpeellinen tuote, mutta ei niitä kannata satamäärin hamstrata, vanhoista vaatteistakin voi tehdä puhdistusrättejä ja nenäliinoja, jotka voi myös pestä sitten kun tilaisuus siihen tulee.

Omavaraisuuteen kuuluu erottamattomana osana säästäminen turhissa asioissa, toimeen tuleminen vähemmällä. Jos vedellä pystyy huolehtimaan hygieniastaan paremmin kuin vessapaperilla, on vessapaperia tarpeetonta käyttää.

Kertakäyttöiset partahöylät ovat sähköstä riippumattomia ja kymmenen kappaleen pussillisesta niitä riittää kokonaiseksi vuodeksi, kun muistetaan käytön jälkeen höylä aina huuhdella huolellisesti sekä jättää ilman teräsuojaa kuivumaan hyvin. Kriisitilanteessa parranajo ja kampaajalla käynti tuskin ensimmäisenä tulee edes mieleenkään. Auton käyttöä on syytä välttää, ellei omista omaa biokaasun tai -dieselin tuotantoyksikköä. Kävely ja pyöräily, paitsi sähköpyöräily, ovat täysin omavaraisia liikkumismuotoja ja täysin riippumattomia mistään muista energianmuodoista kuin lihasten energiatarpeesta. Sen lisäksi liikunta parantaa yleiskuntoa ja vastustuskykyä ja pitää verenpaineen terveellisissä lukemissa ja lihasmoottoreillaan liikkuva ihminen on muutenkin terveempi. Terve ihminen kuluttaa vähemmän energiaa, eikä terve ihminen tarvitse lääkkeitä. Terveellistä ravintoa löytyy vaikka metsästä.

Jos autolla on tarvis ajella, kannattaa kaasujalkaa vähän keventää, joten polttoaineen kulutusta saadaan pienennettyä, mutta vielä tärkeämpää tässä on se, että kun kiireisestä elämänrytmistä opitaan luopumaan, mieli rauhoittuu ja sen myötä myös fyysiset terveysongelmat vähenevät.

Kiire ei oikein muutenkaan sovi omavaraiseen elämäntyyliin.

Kiire on yleensä jonkun toisen aiheuttamaa, jonkun sellaisen, jolla on joko ongelmia organisoida järkevästi ajankäyttöä tai sellaisen, joka haluaa käyttää kaiken ajan mahdollisimman kustannustehokkaaasti, eli firman pomon, jolle olet vaikkapa hommissa.

Omavaraisen eläjän rytmi on rauhallinen ja mukautuu luonnon olosuhteisiin ja vuodenaikojen vaihteluun, luonnollinen rytmi, johon ei kuulu tehoviljely tai suurtuotanto, vaan sellainen intiaanien viisaus, joka kunnioittaa luontoa ja käyttää vain sen verran kuin todella tarvitsee. Nykyaikainen suorituskeskeinen rytmi kaikkine kiireineen johtaa loppuun palamiseen ja on selvä syy sille, miksi ihmiset turvautuvat niin usein mielialalääkkeisiin.

Iltaisin kotona ollessa kannattaa käyttää valoja vain siinä huoneessa, jossa itse oleillaan, turha valaistus on vaan energiataakka. Tietokoneita ei kannata liian usein sammuttaa kokonaan vaan mieluummin laittaa ne lepotilaan, jos käyttää paljon tietokoneita. Tietokoneen käynnistäminen kokonaan kuluttaa paljon enemmän virtaa kuin lepotilasta

14

aktivoituminen, koska tietokone joutuu käynnistämään kaikki ohjelmat, ennen kuin on valmis käyttöön.

Aivan sama asia on autojen kylmäkäynnistyksessä, eli moottori kuluttaa kylmänä monin verroin polttoainetta verrattuna lämpimään. Kannattaa suunnitella autoilunsa niin, että välttää useita pieniä ajeluita ja sen sijaan tekee harvemmin sellaisen reissun, jolla hoitaa monta asiaa yhtä aikaa. Tämä on sama asia kuin se, että muutenkaan ei kuljeskella turhia reissuja kävellenkään, vaan kun on johonkin asiaa, hoidetaan monta asiaa yhtä aikaa. Vanha käytännöllinen sanonta on, että "vie mennessäs, tuo tullessas" ja se toimii hyvin joka asiassa.

Kun ihmisellä on kiinnostusta tehdä itse kaikkea mahdollista ja innostusta opetella uusia asioita, hän säästää paljon ja voi olla lähes kokonaan omavarainen. Sähköä voidaan tuottaa aurinkopaneeleilla, pienellä tuulivoimalalla tai vaikka puroon rakennettavalla siipiratasgeneraattorilla. Monesti jo kahdentoista voltin sähköjärjestelmä riittää auttamaan useissa pienissä sähköntarpeissa, kuten pienessä valaistuksessa ja puhelimen latauksessa.

Vesi saadaan luonnollisestikin jo omasta kaivosta, jätevesi voidaan myös imeyttää omaan maahan puhdistettuna. Jos ollaan täysin omavaraisia, tulee kunnallinen jätehuolto tarpeettomaksi, koska sellaista jätettä ei yksinkertaisesti synny, joka pitäisi toimittaa kaatopaikalle, tai niin kuin nykyajan tunkioista hienommin sanotaan, jätteenkäsittelylaitokselle.

Omavaraisesti elävän jätteet ovat lähinnä biojätettä, joka kannattaa tietenkin kompostoida itse ja käyttää oman kasvimaan ja pellon parantamiseen. Metallijätteet voidaan kerätä yhteen ja myydä metalliromun kerääjälle kun tarpeeksi iso määrä metallia on saatu kasaan. Puujäte, pahvi ja paperi tietenkin hyödynnetään polttoaineena uuneissa.

Myös omaa biopolttoainetta voidaan itse valmistaa, esimerkiksi sokeri- ja tärkkelyspitoisista raaka-aineista bioetanolia ja öljypitoisista raaka-aineista biodieseliä. Myös hakkuujätteistä ja elintarvikkeiden biojätteistä sekä lannasta voidaan valmistaa biopolttoaineita. Biomassaa kaasuttamalla saadaan aikaan synteesikaasua, jota voidaan pienen puhdistuskäsittelyn jälkeen polttaa sähkö- ja lämpötuotannon polttoaineena. Puukaasusta voidaan jalostaa myös liikenteeseen sopivaa polttoainetta. Bioetanolin valmistuksessa hyödynnetään alkoholikäymistä ja biokaasua tuotetaan anaerobisella hajoamisella.

Bioetanolia käytetään kuten bensiiniä ja sitä voidaan valmistaa sokerijuurikkaasta, viljasta, selluloosasta ja jätteiden biologisesti hajoavista osista. Bioetanoli ei sellaisenaan ole kovin hyvä polttoaine polttomoottorien kylmäkäynnistysongelmien vuoksi, mutta sitä käytetään yhdessä bensiinin kanssa.

Biodieseliä saadaan öljykasveista, kuten vaikkapa rypsistä. Biodieselin valmistukseen voidaan käyttää myös käytettyjä uppopaistorasvoja ja eläinöljyjä. Biodieseliä voi käyttää sellaisenaan tavallisen dieselöljyn sijasta, mutta polttoainejärjestelmässä pitää olla biodieseliä kestävät tiivisteet. Puhdasta kasviöljyä voidaan myös käyttää pienenä osuutena dieselmoottoreissa.

Jokainen voi omissa oloissaan harjoitella itse selviytymistä. Kannattaa kokeilla vaikkapa olla ilman sähköjä tai ainakin välttää niiden käyttöä, samalla tulee säästöä, mutta ennen

17

kaikkea oppii hallitsemaan elämänsä ja kotitaloutensa hoitamisen ilman sähköä. On syytä miettiä nyt jo hyvissä ajoin, millä keinoin yhteiskunnallisesti riippuvaiset asiat voidaan korvata omilla ratkaisuilla.

3. OMAVARAISUUDEN TOTEUTTAMINEN

Omavaraisuus lähtee siitä kun kulutetaan vähemmän ja tehdään itse enemmän. On pohdittava sitä, mikä on välttämätöntä ja mistä voidaan luopua. On monia sellaisia asioita, jotka ovat taloudelle taakkana, sellaisia asioita, joihin kulutetaan rahaa turhaan suuria summia.

Helppoa on vaikka lopettaa uusien vaatteiden ostaminen. Kirpputoreilta löytyy hyviä vaatteita ja vanhojakin vaatteita voi korjata, osaava ompelija tekee vaatteensa itse. Kannattaa siis miettiä, mitä kaikkea voi kierrättää ja tehdä itse.

Ruokaa voidaan tuottaa ja valmistaa itse, myös kerrostaloasunnoissakin. Monesti roskiin tulee heitettyä paljon sellaista tavaraa, jota voidaan hyötykäyttää uudelleenkin. Monenlaiset muovi- ja lasipurkit ovat hyvinkin hyödynnettävissä uusiokäyttöön. Kananmunakennoista voidaan tehdä hyviä sytytyspaloja, kun vanhoista kynttilöistä valetaan steariinia munakennon koteloihin.

Kaupasta ostetut ruukkusalaatit kannattaa hyödyntää uudelleen, kun laitetaan juuret multaan ja kasvatetaan kasvi uudelleen. Ihan pelkkä kukkaruukkukin riittää joka voidaan laittaa vaikkapa aurinkoiselle ikkunalaudalle. Monet ruukkuyrtitkin voidaan myös kasvattaa uudelleen samalla tavalla. Inkiväärin juuresta voidaan leikata palasia, jotka kasvavat kukkaruukuissa muutamassa kuukaudessa uusiksi inkiväärikasveiksi.

Yrttejä kannattaa itse kuivattaa talven varalle. Edullisin tapa kuivattaa kasvit on laittaa ne roikkumaan pieninä kimppuina aurinkoiseen ja tuuliseen paikkaan, aivan kuin heinääkin laitetaan seipäälle kuivumaan.

Kannattaa haalia varastoon tarjouksista monenlaisia kasvien siemeniä, joita voi sitten kevään ja kesän mittaan kasvatella. Ja siemenethän eivät mene pilalle, jos ne vaan pysyvät kuivina. Siemeniä voi myös itse irrottaa hedelmistä ja vihanneksista, kuten vaikkapa kurkusta, tomaatista, paprikasta ja chilistä, ja ne voidaan joko kuivattaa tai istuttaa suoraan sellaisenaan. Myös itämään alkaneet valkosipulin kynnet kannattaa laittaa kasvamaan.

Tuotteiden viimeinen myyntipäiväkään ei ole vielä mikään viimeinen käyttöpäivä ja tuotteiden käyttöikää voidaan lisätä kuivaamalla, pakastamalla, leipomalla tai muuten kypsentämällä. Leipien muruset voidaan kerätä talteen ja hienontaa ja käyttää sitten korppujauhoina.

Ihmiset pesevät yleensä liian usein hiuksiaan. Hiusten pesuun riittää hyvin kerta tai kaksi kertaa viikossa. Liiallinen synteettisillä pesuaineilla ja hoitoaineilla läträäminen ei ole muutenkaan hyväksi, ei hiuksille eikä ihollekaan. Kesällä pelkässä järvivedessä tai sadevedessä liottamalla riittävän pitkän aikaa lähtevät kyllä hiukset myös puhtaiksi.

Keväästä myöhäiseen syksyyn saakka voidaan hyödyntää luonnosta saatavia antimia ruoanlaitossa. Sienet ja marjat voidaan säilöä kuivaamalla, suolaamalla tai umpioimalla.

Perunaa voidaan viljellä melkein missä vain, mistä vaan mukuloille multaa saa. Perunaa voi kasvattaa myös ämpärissä, laatikossa tai multasäkissä.

Kalastaminen kannattaa aina. Jos omistat veneen, verkolla ja pitkäsiimalla saa hyvin kalaa, uistellakin voi. Jos kuitenkaan et omista venettä, kannattaa ainakin katiska hankkia, koska sen voi mistä tahansa rannalta laittaa veteen ja katiskalla saa myös hyvin kalaa, kun tietää, mihin pyydys kannattaa laittaa.

Virveli on parempi uistelussa, mutta voi sitä heitellä rannaltakin, siinä on vaan ongelmana kaislat ja ahvenheinät, joihin uistin herkästi tarttuu kiinni. Joessa perholla kalastaminen on aivan oma juttunsa, jos hyvän lohijoen sattuu löytämään.

Mato-onginta on kaikille mahdollista, eikä se vaadi edes kalastuslupia. Tuulastaa voi syksyn pimeinä iltoina veneestä.

Talvioloissa kalastaminen on lähinnä alkutalven matikoiden kolkkakalastusta, iskukoukkujen virittämistä pilkkiavaintoihin, verkkokalastamista ja pilkkimistä. Talvella ei tietenkään tarvita venettä, mutta jääkaira, tuura sekä verkon uittolauta ovat tarpeellisia kuten myös verkkonarut ja pilkkivälineet.

4. OMAVARAINEN TALO

Mahdollisimman omavarainen talo voisi olla sellainen niin kuin entisajan maalaistalot, joissa kaikki ruoka ja työvälineet tulivat omasta metsästä ja pellosta. Jos sinulla on talo maalla, sitä kannattaa ehdottomasti alkaa muokkaamaan mahdollisimman omavaraiseksi.

Sähköt voidaan järjestää itse, niin kuin aikaisemmin jo sanoin. Sähköä siis voidaan tuottaa pienellä tuulivoimalalla, aurinkopaneeleilla, ja jos sattuu olemaan talon vieressä pieni joki tai kohtalaisen vuolas purokin, voidaan siinä siipirattaan avulla pyörittää pientä generaattoria. Mitään turbiinia ei kannata rakennella itse, kun siihen joutuisi tekemään itse padotkin, ja kokonaisen joen patoamiseen voi olla aika hankalaa saada lupia yksityishenkilöllä.

Omaan sähkövoimalaan tarvitaan tietenkin lisäksi akusto, johon saadaan sähkö talteen, sekä ohjauskeskus, joka säätelee latauksen määrää. Hätävarana on hyvä olla kuitenkin polttomoottorilla toimiva aggregaatti, ja isoa dieselaggregaattia voidaan pyörittää vaikka itse tehdyllä biodieselilläkin. Joka tapauksessa valtakunnan yleisestä sähköverkosta kannattaa irrottautua heti kun se vain on mahdollista.

Yleensä muut asiat toimivatkin jo luonnostaan omavaraisesti maalla. On omat kaivot ja viemärit sekä imeytyskaivot ja -kentät. Lämmitys toimii tietenkin omalla puulla, joko keskuslämmityksellä, jolloin sähköä tarvitaan kiertoveden liikuttamiseen, tai hyvällä leivinuunilla, tehokkaalla keittiön puuhellalla, puukamiinalla tai parilla. Hyödyllinen väline on piipun päälle asennettava savukaasusuodatin, jos halutaan mahdollisimman vähän tuottaa pienhiukkasia. Siihenkin tarvitaan vähän sähköä, mutta se otetaan omasta voimalasta. Jätehuolto toimii pääasiassa omavaraisesti, jätettä ei kierrättämällä yksinkertaisesti juurikaan synny. Melkein kaikki voidaan käyttää omaksi hyödyksi. Paperit ja pahvit voidaan polttaa luonnollisesti tulisijoissa, kompostoitavat jätteet ovat arvokasta lannoitetta kasvimaahan. Metallitavaraa voidaan kerätä isompaan läjään tai vaikka romuauton sisään ja myydä sitten metalliromun kerääjille. Oikeastaan jätteeksi ei jää paljoa muuta kuin muovia ja lasia, ja mitä omavaraisemmin eletään, sitä vähemmän tehdään kaupoissakaan ostoksia, joten muovijätettäkään ei kovin paljoa synny. Lasipurkit käytetään tietenkin omaksi hyödyksi ruoka-aineksien säilömisessä, muutama hehkulamppu jos vuodessa tulee lasijätettä, se ei paljon ole ja ne voidaan viedä vaikka sähkö- ja elektroniikkaromun keräykseen.

Jos sitten et omistaisikaan taloa, on se silti mahdollista hankkia, eikä se ole monenkaan tonnin kustannus. Asumiseen riittää monesti aivan tavallinen työmaaparakki, merikontti, jossa on ikkunat. Näitä voi halutessaan yhdistellä useitakin toisiinsa niin päällekkäin kuin vierekkäinkin. Uretaanilla vaan välit tiiviiksi ja niin syntyy isokin asumus. Sisään vielä puukamiina tai useampikin, niin saadaan lämpöä. Ainakin yhden kamiinoista olisi oltava sellainen malli, että siinä on keittolevy päällä, joten siinä voidaan valmistaa ruokaa. Kontit on tietenkin oltava eristettyä mallia. Tietysti eristämättömänkin kontin voi itse eristää laittamalla seiniin uretaanilevyt.

Sähköt saadaan aurinkopaneeleista ja varasähköä aggregaatilla. Ja parilla aurinkopaneelillakin saadaan jo sen verran sähköä, että sillä pystyy pienikulutuksisia laitteita

25

käyttämään, kuten kuuntelemaan radiota, lataamaan puhelimia ja sen sellaista.

Kesällä riittää hyvin yksikin aurinkopaneeli, mutta kun talvella valoisan aika on kovin lyhyt, ei yhdellä paneelilla vielä saada kovin paljoa virtaa akkuun. Tällaiset yhden tai kahden paneelin järjestelmät tuottavat sähköä 12 voltin akkuun, joten esimerkiksi auton tupakansytyttimen mallisia pistorasioita tarvitaan ja niihin sopivat laturit ja johdot eri laitteille, mutta toki myös hauenleukaliittimilläkin pärjätään.

Tällainen talo voi olla siirrettävä, joten siihen ei tarvitse välttämättä rakennuslupaa, mutta tällaiseen konttiin ei saa liittää mitään kiinteää rakennelmaa, kuten ulkopuolista katosta. Portaat saa ilman lupiakin rakentaa, jos ne ovat sellaiset, että ne ovat siirrettävissä tarvittaessa pois.

Joka tapauksessa rakennuslupaa ei tarvita, kun on kyse siirrettävästä laitteesta, joskin paikkakuntakohtaisia eroavaisuuksia tulkinnoissa kuitenkin on. Sama koskee myös asuntovaunua ja asuntovenettä, jotka pitää olla siirrettävissä. Omalle maalle nämä tietenkin saa aina varastoida, mutta varastointikaan ei saa olla sillä tavalla pysyvää, että niitä pidetään koko ajan paikallaan. Eri asia on siinä tapauksessa, että ne eivät ole asumiskelpoisessa kunnossa, joten niitä ei varastoitunakaan voida pitää asuintiloina.

Kun oleillaan sitten toisen omistamalla maalla, tulee siinä kysymykseen hyvän retkeilytavan mukainen käytäntö, jolloin katsotaan korkeintaan muutaman päivän paikallaan olemisen olevan tilapäistä yöpymistä, muuten on aina siirryttävä paikasta toiseen.

Myös maan alle on rakennettu asumuksia, joissa eristys hoituu pitkälti ympäröivän maa-aineksen avulla. Routalevyt ja vedeneristimenä toimivat muovit ovat tosin tarpeen tällaisessa asumuksessa, jossa vesi voi muuten valua sisään rakenteiden läpi. Rakennusperiaate on vähän sama kuin maakellarissa, mutta asumukseen tarvitaan lämmönlähde sisälle, vaikka uuni tai takka. Tällainen maan sisässä oleva asumus on kuitenkin oltava sen verran kumpareen päällä, että sieltä saadaan johdettua salaojaputket tuomaan hulevettä asunnolta alamäkeen.

Omavaraisen eläjän ei tarvitse paljoa kaupoissa käydä, eikä pidäkään, jos kunnolla haluaa olla omavarainen. Jos haluaa

27

kahvia, sokeria, maitotuotteita, suolaa ja sellaista, voi ne kaupasta hakea, mutta suurimman osan kaikesta pystyy kuitenkin tekemään ja tuottamaan itse. Lisäksi kierrättäminen kannattaa, vanhaa voidaan aina korjata ja uusiokäyttää. Ruokaa saadaan myös keräilemällä metsistä ja kalastamalla. Nykyaikaiset kodinkoneet kuluttavat sähköä ja mitä enemmän niitä on, sitä suurempi tietenkin myös virrantarve on. Niitä kannattaa hankkia kohtuudella, ihan joka asiaan ei tarvita hienoja uutuuksia.

Kesällä aurinkoisella säällä on paljon energiaa, mutta talvella monet laitteen joutuvat enimmäkseen seisomaan nurkassa käyttämättöminä, vaikka olisi isotkin aurinkosähköjärjestelmät. On tietysti otettava sekin huomioon, että oikeanlainen laite kuhunkin hommaan on edullisinta käyttää, mutta varsinkin uunien ja keittolevyjen käytössä kannattaa hyödyntää syntyvää lämpöä mahdollisimman moneen tarpeeseen. Kun uuni jätetään jäähtymään, kannattaa sen luukku jättää auki, niin saadaan sekin lämpö paremmin hyödynnettyä asunnon lämmitykseen.

Puuhella on omavaraisen talon ehdoton ykkönen, se lämmittää samalla taloa kun siinä valmistetaan ruokaa.

Jääkaappi on hyödyllinen, talvella pakastin ei ole niin oleellinen, kun ruoka voidaan pakastaa muutenkin, mutta se on tietenkin riippuvaista pakkassäästä. Maakellari on oiva apu ruoan säilytyksessä. Pakastin olisi hyvä olla sijoitettuna viileisiin kellaritiloihin, jos talossa on sellainen alapuolella, koska silloin pakastimen ei tarvitse kuluttaa niin paljoa sähköä kuin se joutuisi kuluttamaan jäädyttämiseen ollessaan sijoitettuna johonkin lämpimään paikkaan.

Astiat kannattaa pestä käsin ja pyykit vanhalla pulsaattoripesukoneella tai vanhan ajan pyykkilaudalla. Hyvä iso muuripata on ehdoton, että saadaan nopeasti pienellä määrällä puita kiehautettua paljon vettä.

Järkevää olisi tietenkin nämä kaikki asiat sijoittaa asuinrakennukseen siten, että kaikki syntyvä lämpö saataisiin hyödynnettyä asumiskäytössä. Puulämmitteinen saunakin olisi parasta sijoittaa siten, että se sijaitsisi samassa rakennuksessa asuintilojen kanssa ja sieltä voitaisiin saunomisen jälkeen ylimääräinen lämpö ohjata asuintiloihin.

Myös kaikkien tulisijojen ja palomuurien sijoittelu tulisi olla niin suunniteltu, että kaikkien lämpö tulisi asuintilojen hyväksi. Tällainen ratkaisu on keskellä rakennusta oleva sydänmuuri, joka toimii samalla joka suuntaan lämpöä antavana lämmönlähteenä. Jos muuripataa ei satu nyt kuitenkaan olemaan, ainakaan vielä, voidaan keittiön hellalla kiehauttaa isossa pannussa tai kattilassa kuuma vesi. Sillä ainakin tiskit saadaan hoidettua ihan hyvin. Samoin pienet pyykitkin pystyy pesemään.

Tietokoneet ovat nykyään monelle hyvin tärkeitä, ja ne toimivat oikeastaan aika pienellä virrankulutuksella, läppärit varsinkin. Puhelimet tarvitsevat latausvirtaa myös. Jos ei satu olemaan aggregaattia, voi hommata pihaan jonkun romuauton, joka pyörii sen verran, että se lataa akkuja hätätilassa, vaikkapa talvella, ja sen avulla pystytään huolehtimaan puhelinten lataamisesta.

Aggregaatin pitää olla siniaaltoaggregaatti, jos on aikomus ottaa virtaa puhelimiin ja tietokoneisiin, pakastimen tai jääkaapin jäähdytykseen samoin kuin valaistukseen riittää tavallinenkin aggregaatti, mutta tällöinkin on huolehdittava siitä, että rinnalla on jokin tasaisesti virtaa kuluttava laite kytkettynä aggregaattiin, koska pakastimien ja jääkaappien termostaatit sammuttavat ja käynnistävät laitteita ja aiheuttavat aggregaatilta ulostulevia jännitepiikkejä.

Siniaallon voi korvata sitenkin, että kytkee invertterin aggregaatin 12 voltin ulostuloon joko akun kanssa tai ilman.

Jos akkua käytetään, se toimii samalla sähkövarastoja ja se voidaan siirtää vaikka sisätiloihin antamaan virtaa, missä aggregaattia ei voitaisi käyttää pakokaasujen vuoksi.

5. SELVIYTYMISPAKKAUS JA HÄTÄVARA

Selviytymispakkaus on sellainen mukaan otettava pakkaus, joka sisältää kriisitilanteissa selviämisen kannalta tärkeitä apuvälineitä ja isommissa pakkauksissa ravintoakin muutaman päivän tarpeisiin. Selviytymispakkauksia voi olla isoja tai pieniä, isompi on kokonainen rinkka tai reppu, pienempi vain peltirasia taskussa.

Hätävara taas on kotona säilytettävä muonavarasto, johon kuuluu paljon muutakin kulutustavaraa sekä tarpeellisia varusteita. Usein puhutaan 72 tunnin kotivarasta, ja tällainen kolmen vuorokauden kotivara voi olla ihan tavallista ruokaa, pakasteita ja jääkaapissa säilytettäviä eineksiä, mutta pidempiaikainen hätävara kannattaa muodostaa suurimmalta osalta muista kuin pelkän sähkön avulla säilytettävistä elintarvikkeista.

Tällaisia ovat esimerkiksi purkkisäilykkeet, jauhot, omatekoiset hillot ja mehut, joita voidaan säilyttää vaikkapa viileässä kellarissa tai maakuopassa, mutta myös ruokakomerossa, jos sellainen asunnosta vielä nykyään löytyy.

Jos asut kerrostalossa ja siellä on yhteinen kylmäkellari, siellä voidaan säilyttää perunoita ja muita juureksia sekä hilloa ja mehua.

Jos ei ole olemassa minkäänlaisia kylmäsäilytyspaikkoja, voidaan marjat ja sienet myös kuivata, toki ne umpioituinakin säilyvät huoneenlämmössä. Umpiointi tehdään niin, että laitetaan isoon kattilaan vesihauteeseen umpioitavat purkit ilmatiiviisti suljettuina ja kantta myöten täytettyinä, ja niiden annetaan siinä kiehumispisteessä olevassa haudevedessä olla parista kymmenestä minuutista tuntiin. Kuumuus työntää purkin sisältä mikrobit pois kannen välistä ja jäähdyttyään purkkiin jää alipaine. Umpioinnin paras asia on se, että siinä ei tarvitse käyttää minkäänlaisia säilöntäaineita.

Pidempiaikaisessa hätävarassa on osattava huomioida se, että isokin muonavarasto voi loppua joskus kesken, ja onkin mietittävä, millä tavoin sitä voidaan kriisitilanteen aikana pitää yllä ja tarvittaessa kartuttaa. On ehkä mahdollista hankkia luonnosta lisää muonaa ja käsitellä ne hyvin säilyväksi hätävaraksi.

On syytä myös pitää kaikenlaiset henkilöpaperit ja muut asiakirjat ja kortit saatavilla aina tarpeen tullen ja lompakossa käteistä rahaa jonkun satasen verran.

Kun kriisitilanne jatkuu pidemmän aikaa, tulee eteen muitakin ongelmia, kuin pula pelkästään ravinnosta ja energiasta. Voit sairastua niin, että lääkäriä tarvitaan, omakotitalossa voi talotekniikka mennä epäkuntoon, asunnoissa on korjattavaa, katto voi vuotaa, kaikkea mahdollista, mihin normaalitilanteissa on totuttu hankkimaan ammattilaiselta apua. Siksi kunnolliseen varautumiseen kuuluukin ehdottoman tärkeänä kartoittaa ne ihmiset, jotka ovat kullakin alalla eksperttejä ja voivat auttaa tarpeen tullen. On luotava verkosto, jossa on mahdollisimman kattavasti kaikenlaisten tarpeellisten ammattien edustajia.

Myös kriisitilanteen yhteydenpito ei ole ihan niin yksinkertaista kuin sitä voisi kuvitella. Sähköt voivat olla poikki ja puhelimellakaan ei voi soitella. Radiopuhelimista voidaan tehdä jonkinlainen verkosto, jossa ihmiset keskenään viestivät tärkeistä asioista. Tällaisen verkoston on pyrittävä kattamaan mahdollisimman paljon ihmisiä. Radiopuhelimet on oltava paristokäyttöisiä, sillä latausongelmia tulee, jos sähköt ovat poikki.

On myös olemassa kammella veivattavia virtalähteitä, joilla saadaan virtaa tietokoneisiin ja puhelimiin, mutta mikään ei takaa sitä, että vaikka virtaa laitteisiin saataisiinkin, toimisivatko yhteydet sittenkään. Radiopuhelimetkaan eivät kanna kovin montaa kilometriä, joten pitkillä matkoilla yhteys ei toimi.

Veneilykäytössä käytettävät LA-puhelimet antavat mahdollisuuden yhteydenpitoon pidemmälläkin matkalla, mutta mitään salaisia tietoja tässä verkossa ei voida puhua.

On myös sovittava kokoontumispaikka, johon tiettyinä päivinä tiettyyn kellonaikaan kokoonnutaan, samoin sinne voi laittaa jonkinlaisen lukollisen tai piilotetun laatikon, johon voidaan jättää verkoston kesken jaettavia viestejä.

Tässä mallia siitä, miten muodostetaan kolmen vuorokauden hätävara kotiin:

Ensinnäkin on tärkeää, että kotoa löytyy kolmen vuorokauden ajalle riittävästi ruokaa ja lääkkeitä. Varsinkin lääkärin määräämiä reseptilääkkeitä on oltava sen verran aina varastossa, että selviää ongelmatilanteenkin yli. Muutama särkylääke on hyödyllinen olla myös ja perusensiapupakkaus, jossa on laastaria ja sideharsoa ainakin.

On myös osattava selviytyä asunnossa, jos ei ehkä lämmitys toimisikaan. On syytä jo etukäteen suunnitella, miten voidaan valmistaa ruokaa, jos sähköt ovat pidemmän aikaa poikki. Olisiko hyvä hankkia vaikkapa pieni nestekaasulla toimiva retkikeitin ja siihen pari varasäiliötä, ellei ole mahdollisuuksia tehdä tulta tulisijaan tai ulkona grilliin tai mennä nuotiolle.

Elintarvikkeet eivät tarvitse olla mitään erikoistarvikkeita, vaan ihan tavallisia jokapäiväisiä ruokia ja juomia, joita on muutenkin tapana käyttää. Tällainen hätävara ei siis ole mikään erityinen varasto tai jemma, joka olisi jossakin odottamassa juuri hätätilannetta, vaan nämä ovat tavallisia elintarvikkeita, joita koko ajan käytetään ja kierrätetään arkielämässä. On vain totuteltava pitämään riittävää elintarvikereserviä aina sen verran varalla.

Vettä on hyvä pitää varastossa, kaupan valmis vesikanisteri säilyy noin vuoden päivät, kotoa hanastakin kanisteriin laskettu vesi säilyy suunnilleen viikon verran, mutta se pitää muistaa joka viikko vaihtaa uuteen raikkaaseen veteen. Myös kannellisia ämpäreitä ja kanistereita kannattaa olla varastossa riittävästi, että tarvittaessa veden kuljettaminen kotiin onnistuu.

Myös monenlaista muuta tärkeää on syytä pitää aina saatavilla, ei siis pelkästään elintarvikkeita ja lääkkeitä. Tällaisia tavaroita ovat esimerkiksi purkinavaaja, paristoilla toimiva pikkuradio, paristokäyttöisiä taskulamppuja, paristoilla käyviä kelloja, pakkaus tai pari paristoja näihin, hygieniatarvikkeita, riittävästi puhtaita vaatteita, ensiapuvälineitä, muovikelmua, teippiä, muovipurkkeja ja rasioita, joditabletteja, kynttilöitä, tulitikkuja ja käteistä rahaa.

Pidemmän ajan hätävaraksi on hyvä hankkia varastoon kuivasäilykkeitä, purkkisäilykkeitä ja jauhoja. Esimerkiksi kalaja lihasäilykkeet purkeissa sekä hedelmäsäilykkeet purkeissa ja valmiit muut purkkiruoat, kuten lihapullat kastikkeessa ja hernekeitto ovat erinomaisia apuja.

Pähkinät ja rusinat, luumut ja muut kuivahedelmät ovat ravintoarvoltaan erinomaisia ja niitä on hyvä olla varastossa. Kuivahiivaa ja leivontajauhoja kannattaa pitää kaapeissa pidempää tarvetta ajatellen myös. Erilaisia pussikeittoja ja retkiaterioita kannattaa pitää kaapeissa, sekä tietenkin makaronia, riisiä, perunamuusijauheita, maitojauheita, puurohiutaleita ja muroja.

Monivitamiinit ja hivenaineet ovat myös tarpeellisia vastustuskyvyn ja terveyden ylläpitäjinä, joten niitä on myös oltava pidemmän ajan tarpeet jemmassa. Mausteita on hyvä olla, mutta etenkin suolaa on jo terveyssyistäkin oltava varalla. Sokeria ja kahvia, teetä ja kaakaota, sekä kestomakkaraa voi olla ihan jo mukavuussyistäkin.

Pakastimessa on myös hyvä pitää säilössä monenlaista, kuten lihaa, kalaa, leipää ja marjoja. Sähkökatkoksen sattuessa on pakastin kuitenkin kaikkein haavoittuvaisin, joten pidemmän katkoksen aikana on jotenkin saatava järjestettyä sähköä pakastimen kylmänä pitämiseen.

On hyvä olla varalla riittävän tehokas aggregaatti, jonka teho riittää helposti ainakin pakastimelle ja parille valaisimelle. Riittävän tehokkaana voidaan pitää kahden kilowatin tehoista aggregaattia. Liian isokaan aggregaatti ei ole hyvä, sillä sen polttoaineen kulutus on suurempi verrattuna sen antamaan hyötyyn.

Polttoainetta aggregaattiin on oltava myös useamman vuorokauden tarpeiksi varastoituna. Polttoaineiden säilytyksessä on huomioitava, että niitä ei saa säilyttää sisätiloissa 25 litraa enempää ja mikäli samassa tilassa on muitakin herkästi syttyviä aineita, kuten aerosoleja ja tärpättiä tai sytytysnesteitä, ei näiden ja polttoaineen yhteismäärä saa ylittää 25 litraa sisätiloissa. Yhteisissä varastotiloissa saa säilyttää 100 litraa bensiiniä ja 200 litraa yhteensä muita herkästi syttyviä aineita.

Jos halutaan ottaa aggregaatista virtaa myös tietokoneisiin ja älypuhelimiin sekä muihin herkkiin laitteisiin, on silloin oltava invertteritekniikalla toimiva siniaaltoa tuottava aggregaatti.

Myös tavallisella aggregaatilla voi ladata 12 voltin perusakkua, josta sitten voidaan ottaa 12 voltin puhelinlaturilla virtaa puhelimeen. Akun jälkeen voidaan myös kytkeä mukaan invertteri, joka muuttaa jännitteen takaisin 230 voltin jännitteeksi, ja näin voidaan ottaa tietokoneisiin ja televisioihin virtaa.

Jos on mahdollisuus lämmittää kotia puilla, polttopuuta on oltava pitkälle ajalle tarpeeksi paljon ja puiden on oltava tietenkin suhteellisen kuivia. Hyvä määrä on pitää jemmassa vuoden polttopuut, tällä taataan se, että jos vaikka puut tehtäisiin tuoreena, ne kuitenkin vuoden aikana kuivuvat hyvin käyttökelpoisiksi polttopuiksi.

Takassa ja uunissakin on mahdollista valmistaa ruokaa, vaikkei puuhellaa tai leivinuunia olisikaan. Hiiligrillillä voidaan kypsentää lihaa ja kalaa vaikka parvekkeella.

Jos sinulla ei ole muuta kuin kerrostaloasunto ilman parveketta, et vielä sittenkään ole täysin pulassa. Hanki ihmeessä nestekaasutoiminen retkikeitin ja siihen varasäiliöitä. Toki voit hankkia isommankin kaasukeittimen, johon on saatavana kolmen, viiden ja yhdentoista kilon säiliöitä.

Trangiallakin voidaan tehdä myös sisätiloissa ruokaa, kunhan huolehtii, ettei polttoneste aiheuta tulipaloja. Trangiaan on oltava tietenkin myös polttoainetta varastossa. Kyllähän sitä hätätilanteessa voi vaikka kynttilänliekillä ja pahvimukilla keittää kahvia tai teetä. Mielikuvitusta kannattaa käyttää. Meillä armeijassa ollessamme kaveri paistoi makkaran siten, että työnsi makkaran molempiin päihin sähköjohdot ja toiset päät pistorasiaan. Se makkara kypsyi parissa sekunnissa.

Peseytyminen on paljon vaikeampaa kriisitilanteessa kuin ruoanvalmistaminen, varsinkin jos on talvi eikä tule juoksevaa vettä. On hyvä varata kosteuspyyhkeitä tällaisia tapauksia varten, ja peseytymistä voi suorittaa myös kostealla rievulla pyyhkimälläkin.

Kesällä peseytymisongelmaa harvemmin pääsee syntymään, koska kesällä voi mennä rantaan ja peseytyä siellä. Meiltä Suomesta löytyy vielä vaikka kuinka paljon hiljaisia ja

41

puhdasvetisiä rantoja, joissa saa rauhassa hoitaa peseytymisen ilman sivullisten seuraamista.

Kesällä on hyvin helppoa lähteä myös ruoanlaittoon vaikkapa johonkin laavulle, jossa voi valmistaa nuotiolla ruoan. Ruoanlaittoon sopivat välineet nuotiolla ovat sellaiset, joissa ei ole muoviosia ollenkaan, metallisankaiset kahvipannut ja kattilat, paistinpannut, joiden metallista vartta voi jatkaa puisella jatkovarrella.

Särkylääkkeitä ja sidetarpeita on aina syytä olla varastossa, itse en vessapapereita pidä kovin tärkeänä artikkelina selviytymisen kannalta, jos käytettävissä on juoksevaa vettä, paketti tai pari riittää hyvin. Muutama paketti ehkä jos joutuu pidemmän aikaa olemaan ilman juoksevaa vettä.

Sisävessa ei toimi enää, jos tulee vesikatkos, joten olisi hyvä olla jonkinlainen kannellinen saavi tai palju, jonka voi tyhjentää sitten vaikka muovipusseihin siinä missä muunkin biojätteen. Virtsa ja muut nestemäiset biojätteet voidaan huuhdella viemäristä alas.

Käsivalaisimia ja tavallisia paristoilla toimivia kelloja on hyvä olla ja niihin riittävän paljon varalle paristoja. Radio on tärkeä, ei niinkään viihteen takia vaan etenkin sen takia, että sitä kautta voidaan kuunnella tärkeitä tiedotteita ja toimintaohjeita kriisitilanteessa.

Joditabletit ovat tärkeät, jos tulee ydinsota tai muu ydinräjähdys. Joditabletteja ei kuitenkaan kannata hamstrata yli oman tarpeen, eikä niitä saa käyttää ennen kuin vasta viranomaisten annettua siihen luvan, jolloin ydinräjähdys on tapahtunut.

Selviytymispakkaus eräretkeä varten on vähän erilainen kuin kodin hätävara. Käytännössä eräretken selviytymispakkaus on se retkivarustus, jota siellä kuljetetaan mukana. Erämaahan on otettava mukaan perusasioita, joilla pärjätään luonnonoloissa.

Mukana on oltava vähintäänkin hyvä iso puukko, mutta mielellään myös kirves ja saha. Sahanteräkin ajaa sahan asian, kun sen voi sitoa jännitettyyn kuusen oksaan kiinni. On myös olemassa kokoontaitettavia retkisahoja, joilla kyllä pystyy helposti ohutta puuta sahaamaan, mutta samaan pystyy hyvin isolla leukullakin. Hiomakivi on hyvä olla mukana myös, että voi pitää puukot ja kirveet terävinä. Litteä viilakin tai hiomapaperin palanen auttavat myös teroitushommissa.

Makuupussi on hyödyllinen, ja pidempiaikaisessa erämaaelämässä lähes ehdotonkin. Mielellään vielä sellainen makuupussi, joka kestää pakkasta vähintään 5 - 10 astetta. Pussikeittoja ja muuta retkimuonaa, meetwurstia, mahdollisesti myös kuivalihaa on vaelluksella yleensä mukana. Näkkileipää ja kaurahiutaleita kannattaa olla myös sekä maitojauhetta.

Säilykepurkkeja ei kovin montaa ainakaan kannata kuljetella mukana, vaan oli sitten kantolaitteena rinkka tai reppu, on se pyrittävä täyttämään mahdollisimman kevyellä arsenaalilla. Vaelluksella ei siis kannata liikoja nesteitä kuljetella mukanaan, ainoastaan kenttäpullossa sen verran, mitä tarvitsee kulkiessaan janonsa sammuttamiseen. Käyttökelpoista vettä löytyy Suomen oloista mistä vaan ja kaiken varalta voidaan vesi myös puhdistaa joko siihen tarkoitukseen valmistetuilla vedenpuhdistustableteilla tai keittämällä.

Armeijan kenttäpakki on oivallinen väline ruoanlaitossa ja vedenkeittämisessä nuotiolla, mutta myös teräksinen tai alumiininen litran vetoinen kauhakin käy siihen hyvin. Kun kauhaan laitetaan puusta varsi, voi sillä valmistaa nuotiolla melkein mitä vain.

Itse suosin mahdollisimman yksinkertaisia varusteita, joten käytän teräskauhaa ja puhdistan veden keittämällä. Retkeilijän tai armeijan lusikka-haarukka-yhdistelmä on myös hyvä olla mukana. Veistä ei tarvita kun puukko ajaa saman asian.

Pieneen tilaan taitettava kenttälapio on hyödyllinen myös kuljetella mukana, siitä on hyötyä moneen asiaan, kun asumusta rakennellaan.

Pieni teltta on hyvä yöpymissuoja ainakin kesällä, kun on lämmintä ja paljon sääskiä, mutta pelkkä kevyt pressu on siinä mielessä parempi, että siitä saa helposti viritettyä laavun itselleen ja sen edessä voi pitää tulta. Vanhasta valoverhosta saa hyvän hyttyssuojan, kun sen ripustaa roikkumaan laavun ruoteesta ja antaa alareunojen levitä ylävartalon ympäri maahan saakka.

Nukkuma-alustana on ihan hyväksi havaittu kuusenoksat alle pehmikkeiksi ja niiden päälle ohut solumuovinen telttapatja eristämään kylmästä maasta. Avaruushuopa on hyvä lämpösuoja, toimii vaikka pakkasellakin, kun sen käärii itsensä ympärille ennen makuupussiin menoa. Se estää kehon lämpöä haihtumasta tehokkaasti pois.

Monitoimipihdit tai linkkuveitset ovat lähinnä hienon näköisiä, mutta käytännön haasteissa niistä ei paljon apua ole. Hyvä puukko tai vaikka tukeva kääntöveitsi tai perhosveitsi ovat paljon parempia vaihtoehtoja. Ainoastaan aito Leathermann on osoittautunut jokseenkin toimivaksi, varsinkin sellainen malli, jossa on mukana sakset. Niillä voi leikata vaikka kynsiä, mutta sekin homma voidaan hoitaa tavallisella kynsileikkurilla tai sitten pienillä kynsisaksilla.

Alueen kartat ja kompassi ovat syytä pitää aina mukana, ettei eksy. Maastokartta tai peruskartta näyttävät selkeästi kaikki maaston muodot ja vesilähteetkin, mutta hätätilassa voi tiekartankin avulla suunnistaa myös metsissä, kyllä siitäkin näkee maastonkohoumat, vesistöt ja tiet.

Ei kannata siis luottaa pelkkään älypuhelimeen ja sen kartta- ja kompassisovelluksiin, koska akkuvirta loppuu yleensä muutaman ensimmäisen tunnin aikana. Kansalaisen karttapaikka -sivustolta voi tulostaa itselleen myös helposti haluamansa alueen karttoja ja peruskartoista voi käydä vaikka paikallisilla kirjastoilla ottamassa kopioita.

Eksyessä on osattava myös käyttää kompassia, ettei erehdy kiertämään metsässä ympyrää. Vaikka moni ajattelee, että eihän sitä ympyrää ainakaan itse alkaisi siellä kiertämään, sitä tapahtuu kuitenkin yllättävän helposti. Omasta kokemuksestani tiedän, että jos maasto on tiheää kuusikkoa, jossa ei saa otettua kiintopistettä riittävän kaukaa, lähes poikkeuksetta siellä alkaa kiertämään jonkinlaista ympyrää. Jos kompassilla katsoo suuntaa, pystyy pilkkopimeässäkin suunnistamaan suoraan, edellyttäen että pieni taskulamppu tai otsalamppu on apuvälineenä mukana.

Jos on sattunut niin onnettomasti, että olet eksynyt metsään, mutta sinulla on kuitenkin kartta ja kompassi mukana, on kartalta etsittävä selviä maastomerkkejä, kuten vuoria, isoja mäkiä, mastoja ja sen sellaista. Järvien ja lampien löytyminen auttaa oman sijainnin selvittämisessä.

Kun jonkinlaista hajua on jo omasta sijainnista, kannattaa etsiä helppokulkuisin reitti lähimmälle tielle. Suorin tie ei aina ole paras vaihtoehto, koska se voi olla usein niin vaikeakulkuinen, että liikkuminen on lähes mahdotonta. Suomessa on niin runsas metsäteiden verkosto, että montaa tuntia ei yleensä tarvitse umpimetsässä harjailla, kun jo jonkinlaisen tien varteen osuu, ja tietä seuraamalla löydetään aina ihmisten ilmoille.

Kimeä-ääninen vihellyspilli on hyvä olla mukana, jotta sillä voi hätätilanteessa viheltää. Se vie kuitenkin paljon vähemmän voimia kuin huutaminen ja kantaa kauemmas, joten joku voi hyvällä onnella löytääkin sinut. Muutama irtohihna rinkan varusteiden kiinnitykseen on aina hyvä olla, jos jokin lenkki sattuu rinkasta pettämään. Kenttäpullo on oltava matkajuomaa varten. Pienet kiikarit ovat jo lähes luksusta, samoin kuin pieni paristoilla toimiva radio, mutta hyödyllisiä kuitenkin.

Pieni ompeluvälinerasia ja muita korjausvälineitä on hyvä pitää mukana, tulentekoon vähintään vedeltä suojatut tulitikut, ehkä kynttilänpätkiäkin. Lujaa narua tai köyttä sekä muutama tyhjä jätesäkki vesistöjen ylittämistä varten tehtävään lauttaan ovat tarpeellisia.

Pimeää aikaa varten otsalamppu tai ainakin edes pieni taskulamppu. Sadeasu, muutama pari vaihtosukkia, koska märät sukat hiertävät nopeasti jalat rakoille. Sadeasun voi myös hätätilanteessa tehdä jätesäkistä.

Rautalankakieppi pienten pyydysten ja ansojen tekemistä varten, sekä ongenkoukku, koho ja siimaa kalastusta varten.

Sideharsoa, kangaslaastaria ja jonkinlaista haavanpuhdistusainetta edes ensiapuvälineiksi kannattaa varata myös mukaan.

Talviolojen varusteisiin kuuluvat sukset tai lumikengät, sauvat ja ahkio, jossa voidaan tavaraa vetää. Myös kevyt lumilapio voi olla monessa tilanteessa tarpeellinen varuste.

Hätätilanteessa voidaan lumikengät tehdä itsekin taipuisista puista, kuten pajusta, kuusen oksista tai katajasta. Sauvoina voidaan käyttää kolmen metrin mittaisia keppejä, joista on myös kesäsään vaelluksella paljon apua.

Pieni vinkki talvioloissa pärjäämiseen on se, että ei kannata partaa ajaa, koska parta suojaa pakkaselta.

On myös erikseen olemassa pieni taskuun mahtuva hätäapupakkaus, joka riittää säilyttämään henkesi. Siihen tarvitaan pieni metallirasia, jossa voi keittää pienen määrän vettä kerrallaan, ja sen sisälle pakataan kaikki muut pakkaukseen tulevat tarvikkeet.

Myös tyhjä hernekeitto- tai kissanruokapurkkikin toimii erittäin hyvin tässä tarkoituksessa, joskaan se ei mahdu yhtä pieneen taskuun kuin litteämpi rasia. Purkin yläreunaan kannattaa porata pienet reiät ja pujottaa niistä pieni rautalanka sangaksi, josta sitä voidaan riiputtaa tulen yllä keitettäessä sillä vettä.

Kyllähän nämä armeijan kenttäpakkiinkin mahtuvat, mutta sen kuljettamiseen pitää olla jo reppu. Tässä tapauksessa haluan kuitenkin tehdä sellaisen pakkauksen, joka mahtuu taskuun ja siten kulkee helpoimmin mukana.

Pakkauksen sisälle tulee mukaan pieni terävä linkkuveitsi, kynttilänpätkä, vedenpitävässä purkissa olevat tulitikut, muutama vedenpuhdistustabletti, lihaliemikuutioita, palasokereita tai suklaata, valmiiksi leikattuja kangaslaastarin pätkiä ja sideharsoa.

Lujaa narua tai kalastajanlankaa, pieni kompassi, pieni led-valaisin, ongenkoukku, siimaa ja koho. Kondomi veden kuljettamista varten, koska sillä voi kuljettaa ainakin litran vettä.

Tämä peltipakkaus voidaan vielä kääriä avaruushuovan sisään, joten mukaan saadaan myös lämpimänä pitävä yöpymissuoja.

6. ASUMUS LUONNOSSA

Luonnossa selviytymisen tärkein asia on suojaavan majoitteen rakentaminen. Kesällä pärjää jopa ilman hätämajoitettakin, jos sää on hyvä, mutta jo pienellä sateella ja tuulella on jonkinlainen suoja rakennettava. Talviolosuhteissa hätämajoite on jo elinehto. Kylmissä olosuhteissa on hyvä muistaa, että päällä olevat vaatteet lämmittävät joka tapauksessa enemmän kuin majoitteen seinien eristeet, joten talvella erämaahan lähtiessä on osattava pukeutua tarpeen mukaisesti.

Luola tai kallionkieleke, jonka sivut voi suojata kivillä tai puuaineksella, ovat luonnon omia majapaikkoja, mutta luolaan mennessä kannattaa olla varuillaan, sillä yleensä ne ovat jonkin eläimen varaamia jo pesäpaikakseen.

Jos luolaan laitetaan nuotio palamaan, on se tehtävä peräseinustalle, sillä silloin savu nousee kattoa pitkin ulos. Jos nuotio tehdään luolan suulle, tulee kaikki savu sisään luolaan.

Myös monenlaiset kuopat ja onkalot, mitä metsästä voi löytyä, toimivat hyvinkin hätämajoitteina, ainakin niissä on seinät jo valmiina, joten riittää kun kehitellään päälle katos.

Talviolosuhteissa lumimaja on jo toimiva hätämajoite. Hätämajoitetta rakennettaessa kannattaa hyödyntää maaston muotoja ja ominaisuuksia. Kallion seinämän viereen tai luolaan on helppo tehdä hätämajoitus, kaatunut kuusi sopii hyvin myös hätämajoitteeksi, kun sen luonnollista oksien antamaa seinämää vielä tiivistellään lisää irrallisilla kuusen oksilla.

Niin sanottu asentokuusi on yksinkertainen majoite, jolloin kuusen juurelle tehdään yöpymispaikka ja kuusen oksat toimivat kattona. Se ei kuitenkaan ole kovin sateelta suojaava paikka, mutta hätätilassa pitää enimmät pisarat poissa, jos ei kaatamalla sada.

Laavu on helppo rakentaa, ja se lienee kaikkein yleisin hätämajoite. Siihen sopii katoksi vaikkapa havut, mutta myös kesällä puiden lehdet, jotka paremmin johdattavat sadevettä pois. Myös turvetta ja sammalta on yleisesti käytetty laavun katteena. Järvikaisla on myös hyvä katemateriaali.

Kota on toki vielä suojaavampi rakennelma, joka estää tuulen viiman joka puolelta, sen rakentaminen on hieman isompi homma, mutta se kannattaa huonoissa sääolosuhteissa.

Nuotio kodan sisällä tai laavun edessä on tärkeä lämmönlähde, jossa voi myös valmistaa ruokaa ja keittää teetä, lisäksi se valaisee pimeällä ja pelottaa villipetoja tiehensä.

Nuotiotyypeistä tehokkain on rakovalkea, mutta sen tekeminen on oma taitolajinsa, ja siihen pitää olla muutaman tuuman paksuisia kelopuita saatavilla. Hätätilassa pinotulikin on aivan hyvä lämmönlähde, jossa puut ovat pinottuna poikkisuoraan majan suuaukosta katsottuna.

Talvella tai märissä olosuhteissa, esimerkiksi suomaastossa on nuotion alle ladottava puita alustaksi, jonka päälle nuotio rakennetaan.

Turvekammi on ollut yksi kivikauden merkittävimpiä asumuksia. Se on ollut aluksi kotamainen rakennelma, jossa on esimerkiksi tuohesta tehty ja sammalella tai turpeella peitetty katos, sittemmin siitä on kehitetty niin sanottu alasalvoskammi, jossa on ollut muutama kerros hirsisalvoksia, pohjan muoto on ollut neliö tai suorakaide, katto on tehty riu' uista, joiden päällä on ollut katemateriaalina tuohia ja lämpöeristeenä vielä turvetta tai sammalta. Yleensä katon yläosa on ollut avoinna, josta sisällä pidettävän nuotion savu on päässyt ulos. Myöhemmin savuaukot on tehty rakennelman päihin, joissa on ollut myös suljettavat luukut.

Asumuksen voi kaivaa myös osittain maan sisään rinteeseen, mutta se on tehtävä siten, että mahdollinen valumavesi pääsee sieltä poispäin eikä sinnepäin. Myös kivistä latomalla voidaan tehdä seinät estämään tuulen viimaa, luonnossa olevia isoja kiviä ja kallioita kannattaa hyödyntää myös.

Joskus voi olla niin hyvä tuuri, että löytyy vanhaa vaneria ja lautatavaraa, joista voi tehdä hätäasumuksensa, klassinen kumolleen käännetty venekin käy myös oikein hyvin, ehkä autiotalojakin löytyy, mutta niissä on omat vaaransa, niissä voi olla lattialankut pahoin lahonneet, ja alla saattaa olla syvä kellari, johon voi pudota, kattorakenteet voivat olla lahot ja kovalla tuulella ne voivat sortua alas katkenneiden oksien pudottua katolle ja talvella lumen painosta.

Jos jotain hyväkuntoista ihmisen rakentamaa löytyy luonnon oloista, on se merkki siitä, että siellä käy usein myös ihmisiä ja niin ollen sieltä usein johtaa myös selvä polku tai tie ihmisten ilmoille.

7. TERÄASEET

Aivan ilman mitään varusteita on toki mahdollista selviytyä luonnossa, jos tietää mitä tekee ja miten sen tekee. Mutta puukko on kuitenkin yksi varuste, joka on lähes välttämätön. Puukkoa ei tietenkään saa kanniskella julkisilla paikoilla vyöllä tai taskussa, mutta harvemmin tällaisilla paikoilla joudutaankaan selviytymisen kannalta näitä välineitä käyttämään.

Kun kuljetaan julkisella paikoilla ja se puukko tai kirves on mukana kuljetettava vaikka sinne metsään mennessä, kannattaa ne kuljettaa repussa, sillä nehän ovat muutenkin erämiehen varusteita siinä missä se itse reppukin ja vaikkapa tulitikut.

Puukon lisäksi kirves ja saha ovat hyödyllisiä apuvälineitä polttopuiden teossa ää'rioloissa. Sahaksi riittää hyvin pelkkä sahanterä, joka kiinnitetään kaarevaksi pingotettuun kuusenoksasta tehtyyn kaareen ruuveilla tai nauloilla, tai vaikka narulla tai nahkasuikaleilla solmien.

Kirveellä voi tehdä paljon muutakin kuin polttopuita. Kirveellä voidaan talvella hakata avanto jäähän ja sillä voidaan myös kolkkakalastaa matikoita ensijäiden tultua. Kirvestä voidaan käyttää myös vasarana tai sitä voidaan käyttää kiilana isompaa puuta halkaistessa, jolloin sitä lyödään isolla kivellä.

Puukkoa voidaan käyttää moneen tarkoitukseen, niin ruokailuvälineenä, keihään kärkenä ja työkalunakin. Ihan tavallinen morapuukko tai kirvesmiehen puukkokin välttää hyvin, mutta Lapin leuku on parempi, koska sillä voidaan myös hakata pienehköjä puita poikki. Riistan teurastamiseen on sellainen puukko paras, joka ei ole kovin isoteräinen ja siinä on veriura.

Puukon ja kirveen teroittaminen on parasta hiomakivellä tai paremman puutteessa viilalla. Myös luonnosta löytynyt hiekkakivi sopii teroittamiseen.

Monitoimityökalut ja linkkuveitset ovat enemmän retkeilijän asioita, joista voi toki hätätilanteessa olla pieni apu, jos muuta ei ole mukana. Perhos- ja taittoveitset ovat oivallisia apuvälineitä, ja niitä on helppo kuljettaa mukanaan taskussa kun kuljeskelee metsässä. Erilaiset vesurit ja machetet ovat monikäyttöisiä teräaseita, joilla voidaan vuolla ja myös hakata puita poikki.

Suomesta ei löydy luonnosta piikiveä, vaan kivikaudellakin piikivet olivat tuontitavaraa. Piikiveä on käytetty kivikirveissä ja terävillä piiliuskoilla voidaan myös vuolla puuta. Kvartsia löytyy kuitenkin myös Suomesta ja siitä voi yrittää myös lohkoa teräväsärmäisiä kappaleita, joita voi sitten käyttää erilaisina teräaseina.

Metsästysaseena voidaan käyttää puukeihästä, jousta tai taljajousta. Keihään ja nuolen kärjet voidaan teroittaa joko nuotiolla karkaisemalla, laittamalla kärkeen terävä luun kappale tai teräväsärmäinen kivi, myös puukko voidaan sitoa hätätilassa keihään kärjeksi, mutta veden äärellä ei kannata tällaisella aseella metsästää, ettei menetä ainoaa kunnollista teräasettaan.

8. TULENTEKO

Tulenteko on tärkein selviytymistaito - asumuksen rakentamisen ohella. Nykyään meillä on yleensä mukana jonkinlaiset tulentekovälineet, tulitikut tai sytkäri.

Tulitikut kannattaa säilyttää vedenpitävässä rasiassa, vaikkapa irrallaan vanhan kinofilmipurkin sisällä, jossa ne säilyvät kuivina, vaikka putoaisivat veteenkin. Irrota tikkuaskista raapaisupinnat ja laita ne tikkujen kanssa purkkiin. Yhteen kinofilmipurkkiin mahtuu puolitoista rasiallista tikkuja ja sopivasti kolme raapaisupintaa, joten kolmesta askista saa kaksi purkillista vedenpitäviä tikkuja.

Vedenpitäviä tulitikkuja saadaan myös niin, että kastetaan sulassa steariinissa tulitikkujen raapaisupäät. Samalla tulee tikkuun mukaan helposti syttyvä sytykekin.

Kynttilänpätkät ja monenlaiset sytytyspalat ovat hyvä apu tulen sytyttämisessä. Luonnossa kannattaa muistaa sellainen perussääntö, että tervas sateella ja tuohi tuulella, joten märällä säällä kannattaa vuolla tervaskannosta lastuja ja tuulisella ja kuivalla säällä kaatuneiden koivunrunkojen tuohet toimivat hyvinä sytykkeinä.

Joskus voi tulla kuitenkin eteen sellainen tilanne, että niitä tulentekovälineitä ei satukaan olemaan mukana. Jos aurinko paistaa, voi tulen yrittää saada tehtyä suurennuslasilla, jota ei tietenkään ole mukana, mutta suurennuslasin sijasta voi käyttää myös plusmerkkisiä silmälaseja. Myös kiikareilla voi sama homma onnistua, jos on niin hyvä tuuri, että kiikarit ovat sattuneet mukaan reissuun.

Suuntaa linssien kautta suuntautuva kirkas valopiste helposti syttyvään materiaaliin, joka voi olla kaikenlaista puun pölyä tai jopa kuivattua taulakäävästä tehtyä taulaa. Kun savu alkaa nousta, puhaltele hyvin kevyesti, kunnes tuli syttyy. Vieressä pitää olla vähän isompia sytykkeitä, kuten vaikkapa kiehisiä tai tuohia.

Tulipora on suorastaan klassinen keino tehdä tuli. Tarvitaan kuiva puun kappale, johon tehdään kolo sekä ura taulaa tai muuta kuivaa materiaalia varten, kuiva ja suora keppi asetetaan koloa vasten.

Poraa on pyöritetty joskus pelkästään käsin, mutta sitä saa tehdä hyvin pitkään, ennen kuin saa sytykkeet riittävästi kuumenemaan. Parempi on tehdä jousen mallinen kaari, johon jostakin narusta, kuidusta, jänteestä, suolesta, nahkasta tai muusta sellaisesta tehdään nyöri, jonka keskelle tehdään porakepin ympärille lenkki. Myös toisen käden kämmenen alle tarvitaan kololla varustettu kappale, jolla painetaan porakeppiä kohti aluspuuta. Toisella kädellä tehdään edestakaisia sahaavia liikkeitä ja näin saadaan kohtalaisen nopeastikin sytykemateriaali syttymään.

Tuluksia käytettiin tulen sytytykseen ennen tulitikkujen keksimistä. Tuluksiin kuuluu karkuksi kutsuttu tulusrauta ja piikiven tai kvartsin kappale. Iskemällä tulusraudalla kiveä saadaan metallista irtoilemaan kipinöitä, jotka pitää ohjata sytytysmateriaaliin. Yleensä sytytysmateriaali on taulakäävästä tehtyä taulaa. Tuluksiin kuuluu myös tuluskukkaro, jossa tätä taulaa säilytetään.

Taula valmistetaan taulakäävän itioemistä. Kääpä irrotetaan puusta ja käävästä otetaan erilleen kova harmaa kuori ja sisällä oleva pillikerros. Kääpä pitää olla elävä ja sen tunnistaa siitä, että pillistö on kostea. Kun pillistö on irrotettu kuoresta, jäljelle jää nahkamainen sisus, jota käytetään taulan valmistamiseen.

Taulaa keitetään 15 minuuttia sellaisessa seoksessa, jossa on koivun tuhkaa ja vettä. Vaihtoehtoisesti taulaa voidaan liottaa vähintään pari vuorokautta vesilitrassa, johon on liuotettu koivuntuhkaa. Tämän jälkeen taula huuhdotaan hyvin, siitä puristellaan vedet pois ja annetaan kuivahtaa. Kun taula on vielä kosteahkoa ja pehmeää, sitä nuijitaan puisella nuijalla tai jollakin vastaavalla kalikalla. Paksua taulaa voi välillä liottaa vedessä jonka jälkeen pehmittämistä jatketaan nuijimalla ja käsin. Tarkoitus olisi saada aikaan suunnilleen kolmen millin paksuinen taulalevy. Tämän jälkeen taula laitetaan kuivumaan ja vanutetaan siitä välillä vettä sormin kääntelemällä taulaa. Tuloksena pitäisi syntyä ruskehtavaa ja pehmeää valmista taulaa, joka syttyy kipinöistä kytemään ja puhaltamalla hehkumaan.

Myös osmankäämiä voi käyttää taulan tapaisena sytykkeenä. Siitä otetaan kukinto ja pöyhitään sitä sormilla, kunnes siitä tulee irtonaista ainesta. Tuohesta voidaan tehdä taulaa raaputtamalla tuohen pintaa hienojakoiseksi nöyhdäksi. Tuohesta voi tehdä myös pallon ja poimia kipinän siihen. Katajan kuoren pinnasta saadaan myös hienojakoista sytykettä.

Yleensä jos ollaan hätätilanteessa, jossa pitää selviytyä, tuli kannattaa pyrkiä pitämään koko ajan helposti saatavilla. Tuhkan joukosta voi kerätä tuohirullan sisään kuumaa tuhkaa ja rullan sisällä olevan kipinän saa palamaan tuohirullan läpi puhaltamalla.

Hehkuva hiili voidaan myös kuljettaa mukana, kun se kääritään tuoreiden lehtien sisään. Tällä tavalla on joskus kuljetettu kipinää mukana tuohikontissa.

Jokamiehen oikeuksiin ei kuulu tulen tekeminen ilman maanomistajan lupaa, mutta jääpeitteiselle vesialueelle saa tehdä tulen ilman lupaa. Hätätilanteessa ei lueta kuitenkaan lakia samalla tavalla edes jokamiehen oikeuksista, vaan tulen saa tehdä, jos on välittömässä vaarassa, jollainen on paleltuminen tai jos ruoka on kypsennettävä tulella. Myös merkinantotulen saa tehdä, että savun tai nuotion loisteen nähtyä pelastaja osaisi tulla paikalle. Hätä ei lue lakia.

9. PUHTAUS LUONNOSSA

Leirin puhtaus on tärkeää, että tauteja levittävät hyönteiset eivät valtaa leiriä ja tartuta vaarallisia tauteja. Käymälän ja jätekompostin paikat on pidettävä kyllin kaukana leiristä. Myös veden mukana voi levitä monenlaisia taudinaiheuttajia, joten juotava vesi on puhdistettava aina. Ruoantähteet ja roskat on mieluiten polttamalla hävitettävä, tai sitten kaivettava maahan. Käymälän paikka on tietenkin alarinteessä, eikä sieltä saa virtaussuunta olla vedenottopaikalle.

Monesti eräretkellä on mukana jonkinlainen pikkusaippua ja shampoo, mutta jos joudut oleilemaan pidemmän aikaa luonnon oloissa, on hyvä osata joitakin tietoja ja taitoja tältäkin osa-alueelta.

Saippuoita voidaan valmistaa itse, tässä on ohjeita joidenkin sellaisten saippuoiden tekoon, joita voidaan tehdä kotona, kun on saatavilla kaikki tarvittavat ainesosat, mutta vaikkei kaikkia tarvittavia aineksia olisikaan, voidaan ne kuitenkin soveltaa luonnosta suoraan.

Saippuaa voidaan valmistaa yrttiuutteista ja eteerisistä öljyistä, sekä kasvi- että eläinperäisistä rasvoista. Luonnonsaippuassa ei ole mitään kemikaaleja, joilla saippua saadaan vaahtoamaan.

Jokainen voi tehdä itse omat saippuansa omien mieltymystensä ja erityistarpeidensa mukaan. Aknen hoitoon voidaan esimerkiksi käyttää saippuaa, johon on käytetty sellaisia aineksia kuten savi, timjami, kurkuma, rikki ja ruusunmarja.

Saippuaa valmistetaan seuraavalla tavalla: Tarvitaan vettä, kuivattua timjamia, oliiviöljyä, kookosöljyä, manteliöljyä, eteeristä timjamiöljyä, väriainetta ja lipeää. Sekoitetaan lipeää veteen teräskulhossa, joten muista suojata itsesi kuumilta roiskeilta.

Kuumenna öljyt noin 40 asteeseen. Sekoita ainekset yhteen, kun niiden lämpötila on noin 40-50 astetta. Sekoita ensin öljyjä lipeäveteen ja hämmennä sen jälkeen seosta usean minuutin ajan. Tässä vaiheessa voidaan lisätä timjamiöljy ja väriaine, jos niitä on käytettävissä. Seuraavaksi koko saippuaseos kaadetaan muottiin ja peitetään.

Odotetaan, että saippua on kuivunut ja poistetaan muotista.

Sen jälkeen vain odotellaan, että saippua " saippuoituu" , johon voi kulua kuukauden päivät.

Oliiviöljysaippuan valmistamiseen tarvitaan litra neitsyt-oliiviöljyä, kolme desiä vettä ja 125 grammaa lipeää. Lipeä lisätään veteen vähän kerrallaan sekoittaen. Öljy kuumennetaan noin 40 asteiseksi. Lipeävesi on sekoitettava öljyyn hyvin varovaisesti. Pidä lämpötila matalana ja sekoita puolisen tuntia.

Sammuta liesi, kun seos on muuttunut kiinteämmäksi. Sen jälkeen sekoitetaan ilman lämpöä, kunnes seos muuttuu tahnaksi. Tässä vaiheessa voidaan lisätä yrtit tai eteeriset öljyt, jos niitä halutaan laittaa mukaan. Saippuaseos kaadetaan muottiin. Kun saippua on kovettunut, otetaan muotti pois ja jätetään saippua saippuoitumaan.

Tuhkalipeää saadaan, kun sekoitetaan vettä puuntuhkaan. Näin syntynyt neste on pääasiassa kaliumhydroksidia, koska puun tuhka sisältää enemmän kaliumia kuin natriumia.

Koivusta saadaan parasta tuhkaa lipeän valmistamiseen, mutta muukin tuhka kelpaa paitsi lepän tuhka. Tuhkasta seulotaan pois hiilet ja roskat.

Lipeän valmistus onnistuu helpoimmin, kun sangollinen tuhkaa kaadetaan saaviin, jonka päälle kaadetaan 8-10 sangollista kuumaa vettä. Sakkaa hämmennetään hetken aikaa, jonka jälkeen saavi peitetään ja kun sakka on painunut alas, kaadetaan kirkas lipeä pinnalta talteen. Tätä lipeää käytetään sitten suunnilleen litra vesisangollista kohti.

Suopaa voidaan valmistaa rasvasta ja lipeästä. Rasvaa on saatavilla kaikista eläimistä, ja myös kasviöljyjä voidaan käyttää. Liotetaan tuhka veteen. Siivilöidään kiinteät kappaleet pois ja keitetään rasvan kanssa. Kun suopa on jäähtynyt, sillä voidaan puhdistaa ihoa. Kun suovan joukkoon sekoitetaan piparjuurta tai männynpihkaa, suovasta saadaan antiseptinen pesuaine.

Sauna on perinteisesti ollut aina suomalainen puhdistautumispaikka. Kivikautisella ajalla se oli maakuoppa, johon ulkopuolisessa nuotiossa kuumennetut kivet laitettiin pohjalle pieneen kekoon ja niitä sitten valeltiin vedellä löylyn aikaansaamiseksi. Kattona oli yleensä eläinten nahkoilla päällystetty kupolimainen katos. Nykyajan telttasauna on toiminnaltaan samanlainen kuin kivikautinen saunakin.

Myöhemmin alettiin kaivamaan maan sisään saunoja, jotka olivat usein köyhemmän väestönosan saunoja, kun taas kokonaan hirrestä rakennettuja saunoja käyttivät rikkaammat. Molemmat olivat toimintaperiaatteeltaan kertalämmitteisiä savusaunoja, joissa oli kivistä ladottu rauniotyylinen kiuas, jonka sisällä poltettiin puita, mieluiten koivua suuren lämpöarvon vuoksi useita tunteja, kunnes kivet olivat kuumia. Sen jälkeen kun hiilet olivat palaneet tuhkaksi, loput kekäleet puhdistettiin kiukaasta pois ja heitettiin häkälöylyt. Sen jälkeen saatiin usean tunnin ajan saunoa samalla lämmityksellä.

Myöhemmin tulivat käyttöön jatkuvalämmitteiset saunat, joissa oli umpinaiset palotilat ja savu johdatettiin savuhormeja pitkin ulos. Venäjällä ja Karjalassa on saunottu myös isoissa tilavissa leivinuuneissa, jotka on lämmityksen jälkeen vuorattu sisäpuolelta koivunlehdillä ja sen jälkeen saunoja on mennyt uuniin makaamaan jalat edellä.

70

Maasauna oli maahan kaivettu kuoppa, usein mäenrinteeseen, jossa peräseinällä oli lauteet ja etuseinällä oven vieressä kiuas, aivan kuten hirsirakenteisessakin savusaunassa. Katto oli tehty riu' uista ja turpeesta.

Sauna oli ennen vanhaan yleinen kodin huoltorakennus, jossa palvattiin, savustettiin ja kuivattiin lihaa ja kasviksia, hoidettiin sairaita, synnytettiin lapsia ja pestiin vainajat. Yleensä saunassa käytettävä vesi lämmitettiin erillisessä kodassa, jossa oli aluksi kivien päällä iso pata ja sen alla pidettiin tulta. Myöhemmin kota yhdistettiin saunan kanssa saman rakennuksen eteiseksi, jolloin siellä oli vesipata, josta peltinen savuhormi johdatti savut ulkoilmaan seinään tai kattoon tehdyn reiän läpi.

Saunominen lisää endorfiinien tuotantoa, josta seuraa rentouden ja hyvänolon tunnetta. Lisäksi ihon huokoset avautuvat ja hikoilun mukana iho puhdistuu. Sanotaan myös, että puulämmitteisissä saunoissa terveydelle hyödyllisiä negatiivisia ioneja vapautuu, kun taas sähkösaunoissa vapautuu terveydelle haitallisia positiivisia ioneja.

10. KIVIKAUDEN RUOKA

Kivikaudella metsästettiin, kalastettiin ja kerättiin ruokaa luonnosta. Ravinto muodostui lihasta, kalasta, hedelmistä, marjoista, vihanneksista ja pähkinöistä. Varhaisella kivikaudella on syöty terveellisesti.

Ennen vanhaan metsän antimia hyödynnettiin paljon monipuolisemmin kuin nykyään. Kasveja ei enemmälti käsitelty, joten niissä on ollut mukana kaikki tärkeät vitamiinit ja hivenaineet.

Kivikautinen ruokavalio on ollut aika lähellä tämän päivän ravintosuosituksia, joskin kalsiumin ja kuidun riittävä saanti ei ole ollut aivan niin hyvä kuin nykyään. Rasvaisesta kalasta saa kalsiumia kuitenkin ja tummanvihreät kasvikset sisältävät reilusti kuituja.

Ruoka on valmistettu usein kuumien kivien päällä paistamalla ja puuastioissa keittämällä siten, että nuotiolla kuumennettuja kiviä on laitettu vedellä täytettyyn astiaan, jonka vesi on sitten alkanut kiehua.

Kalat on kypsennetty tikuissa paistamalla aivan kuin makkarat nykyään, tai loimuttamalla nuotion äärellä, kuten loimulohi tehdään. Kaloja on myös savustettu siten, että on ollut kotamainen katos nuotion päällä, jossa on ollut tuoreista risuista tehty ritilä ja liha tai kala sen päällä savustumassa. Nuotioon on laitettu erilaisia hyvin savuavia puiden lehtiä, niin kuin nykyäänkin käytetään lepän lehtiä ja katajan havuja. Kalaa on myös kuivatettu auringonpaahteessa ohuina siivuina, kuten muutakin lihaa. Kalaa on myös mädätetty, joka ei ihan nykyajan ihmiselle ole kovinkaan maistuva kokemus.

Erilaisista jauhoista, joita on kivillä jauhettu, on tehty nuotiolla leipää. Sitä on tehty tikussa paistamalla niin että taikina on kierretty tikun ympärille tai pyöreäpäisen kepin päässä kupin muotoon muokattuna ja paistamalla siitä leipiä.

Myös kuuman kiven päällä on kypsennetty leipätaikinaa.

Kivikaudella metsästettiin, kalastettiin ja keräiltiin ja oltiin jatkuvasti liikkeellä ja muutettiin asuinpaikkaa aina sinne, missä parhaiten kulloinkin oli ruokaa saatavilla. Hedelmät, juuret, siemenet ja pieneläimet pitivät esi-isämme elossa, kun he olivat etsimässä uusia paikkoja luonnosta asuttavakseen. Ravinnon koostumus vaihteli aina vuodenaikojen mukaan. Makeutusaineena oli vain hunanaa ja sitäkin hyvin vähän. Viljaa jauhettiin kivihuhmareissa. Kala oli yksi tärkeimpiä osia kivikauden ihmisten ruokavalioissa.

11. VESI JA SUOLA

Kun luonnon armoille joudutaan, on ensimmäinen tärkeä asia löytää juomakelpoista vettä. Metsästä ei aina ole kovin helppoa löytää välttämättä juotavaksi kelvollista vettä, mutta yleissääntö on, että jos alueella on kasveja ja eläimiä, siellä on kyllä myös vettäkin. Sitä on vain osattava etsiä ja siitä on saatava joka pisara talteen.

Suomalaisissa puroissa, joissa ja järvissä, sekä lammissakin oleva vesi saadaan normaalisti juomakelpoiseksi keittämällä. Joessa ja purossa virtaava vesi on aina parempi vaihtoehto kuin järvessä tai lammessa paikallaan seisova vesi.

Jos sinulla ei ole minkäänlaista mahdollisuutta keittää tai muutenkaan puhdistaa vettä, silloin paras vaihtoehto on yrittää saada sadevettä talteen. Kasvien pinnoilta voi kerätä sadevettä ja isoista kasvien lehdistä voi myös tehdä veden keruuastioita.

Lumi ja jää sopivat myös hätätilanteessa veden lähteeksi, mutta niistä kumpaakaan ei pidä syödä sellaisenaan. Ne on ensin sulatettava, ja vaikka niissä onkin pieniä mikrobeja, ne ovat silti kelvollisia juomaveden lähteitä.

Aamukaste on myös yksi vaihtoehto, jota voi käyttää juomavetenä. Puhtaalla muovipussilla voidaan myös kerätä kasvien lehdille tiivistynyttä vettä talteen, kun pussi sidotaan oksan ympärille tiukasti kiinni.

Joissakin kasveissa on sisällä runsaastikin vettä. Kasveista voi yrittää puristaa vettä, jota voi juoda. Myös marjoja syömällä voidaan nesteentarvetta tyydyttää, koska suurin osa marjojen sisällöstä on vettä.

Paikallaan seisovat vedet ovat aina huonoja vaihtoehtoja juomavedeksi. Niin myös sellainen vesi, jonka lähellä on kuolleita eläimiä. Myös tehtaiden lähellä olevat vedet voivat olla myrkyllisiä, ja niissä voi olla synteettisiä aineita, jotka eivät puhdistu edes keittämällä.

Suolavesi ei auta janoon, vaan kuivattaa elimistöä entistä enemmän, joten sen juominen on hengenvaarallista. Virtsaa ei kannata juoda, vaikka sellaista joku on joskus tehnytkin. Virtsa keräännyttää suoloja kehoon ja johtaa kuivumiseen. Virtsaa ja merivettä voidaan kuitenkin juoda, kun ne tislataan ensin. Tislaamisen jälkeen merivedestä saadaan erotettua myös suolaa.

Veren juominenkaan ei ole hyvä vaihtoehto, koska veri sisältää runsaasti rautaa ja voi johtaa helposti raudan yliannostukseen. Suolanpuutteessa voi verta kuitenkin hätätilanteessa juoda, sillä veressä on suolaa.

Vettä voidaan puhdistaa esimerkiksi keittämällä. Veden kannattaa antaa kiehua muutaman minuutin ajan, ennen kuin sitä käytetään juomavedeksi. Myös järvivesistä tulee yleensä juomakelpoista vettä keittämällä.

Suodattaminen on yksi keino yrittää saada puhdasta juomavettä, mutta se vaatii aikamoisen valmistelun. Aluksi on kaivettava noin metrin syvyinen kuoppa, jossa on eri kerroksissa hiekkaa, soraa ja kiviä. Vesi valuu isommista raoista kohti pienempiä ja sitä kautta alimpana olevaan astiaan. Tämäkään ei ole mikään täydellisen varma puhdistustapa, mutta kuitenkin tyhjää parempi.

Vedenpuhdistustableteilla veden puhdistaminen on helppoa, mikäli tällaisia puhdistustabletteja sattuu olemaan mukana. Useimmiten hätätilanteeseen kuitenkin joudutaan ilman mitään varusteita, joten olisi hyvä opetella pitämään aina taskussaan kätevää pienikokoista selviytymispakkausta, kun luonnossa liikutaan.

Lähdevesi on yleensä puhdasta, kun se tulee maakerrosten läpi lähteeseen, mutta se pitää selvittää ensin, mistä se vesi sinne tulee. Jos se tulee puroa pitkin, siinä voi olla mukana eläinten jätöksiä.

Suolla voi olla myös silmäkkeitä, joista voi ottaa vettä, sillä veden äärellä kasvavat kasvit puhdistavat vettä käyttämällä veden sisältämiä mikrobeja ravinteenaan. Lisäksi ne tuottavat veteen happea. On kuitenkin oltava tarkkana, ettei veden äärellä kasva myrkyllisiä kasveja, jotka voivat erittää veteen myrkkyään.

Suolaa taas esiintyy luonnossa lähinnä merisuolana meressä ja vuorissa kallioon jääneenä vuorisuolana, kun korkealla meri on kuivunut ja vuori työntynyt ylöspäin mannerlaattojen liikkumisen seurauksena.

Suolaa on myös luonnossa kierrossa koko ajan. Kasvit imevät veden mukana myös suolaa ja muita kivennäisaineita ja kasveja syövät eläimet saavat kasvien lehdistä suolaa.

Runsaasti vihreitä lehtiä syömällä voidaan huolehtia siis myös suolantarpeen tyydyttämisestä, mutta mausteeksi sitä ei ole helppo luonnosta löytää, joten ruoan maustaminen on enemmänkin luonnonyrttien varassa.

12. KALASTUS JA VENEET

Kala on hätätilanteessa erinomaista ravintoa, joka pitää tehokkaasti nälän loitolla. Mutta aina ei ehkä ole kalastusvälineitä mukana. Miten sitten kalastaminen onnistuu ilman kalastusvälineitä? Välineet on tehtävä itse luonnontarvikkeista.

Atrain on ensimmäinen kalastusväline, joka voidaan helposti tehdä. Hyvällä tuurilla ja tarkkuudella voidaan onnistua kalastamaan jo pelkällä terävällä kepilläkin, mutta kannattaa tehdä kuitenkin leveämpi ja useampikärkinen atrain, jolloin osuminen kohteeseen on hieman helpompaa.

Otetaan ohut ja vahva keppi, joka halkaistaan kahteen - neljään osaan noin viidentoista sentin syvyydeltä. Sitten tarvitaan kestävä ja pieni kepinpätkä, joka asetetaan halkeaman juureen pitämään atraimen piikit erillään toisistaan. Atraimen vartena oleva keppi sidotaan hyvin halkeamien kohdalta, ettei keppi pääse enää halkeamaan lisää.

Ongen valmistaminen on myös hyvä vaihtoehto. Pienestä eläimen luusta voi valmistaa ongenkoukun, tai jos jostain metallisesta juomatölkistä saa avaajan irti tai muuta pientä metallista esinettä sattuu löytymään, niistä voidaan teroittaa koukkuja.

Siimaa on vähän vaikeampi saada, mutta siihen voi käyttää vaikka hammaslankaa, jos sitä sattuu olemaan mukana, tai rikkoutuneesta vaatteesta voi irrotella lankaa, jota voi käyttää siimana.

Onkivapa helpottaa aina onkimista, vaikka se ei ole pakollinen. Hyvä vapa on tietenkin kohtuullisen pitkä ja suora, kestävä ja kevyt. Sen löytää varmasti metsästä. Koivu, haapa ja pihlaja sopivat hyvin onkivavan materiaaliksi. Mato-onkeen löytyy syöteiksi matoja mistä vaan, kun vaan vähän pieniä juurakoita kääntelee.

Käsin kalastaminen on oma taitolajinsa. Saalista pitää yrittää löytää niiden omista piilopaikoistaan. Joen uomissa ja lahden poukamien koloissa ja pusikoissa saattaa olla kaloja piileskelemässä, joista niitä voi yrittää pyydystellä.

Kalojen valmistaminen ruoaksi on hyvin helppoa nuotiolla. Kun kalat on perattu, levitellään kalaan suolaa sisälle ja pinnallekin, tietenkin jos sitä suolaa sattuu mukana olemaan. Litteäksi vuoltu koivutikku työnnetään kalan suusta selkärankaa pitkin ja kalaa pidellään nuotion äärellä alkuun selkäpuoli kohti nuotiota. Kalaa ei liiemmin kannata nuotiolla käännellä, koska se saattaa helposti tipahtaa tuleen.

Suolaus voidaan suorittaa myös upottamalla kuuma kala paistamisen jälkeen suolaveteen ja liottamalla sitä hetken aikaa siinä. Tikussa paistaminen sopii hyvin pienemmille kaloille, isomman kalan voi paistaa loimuttamalla loisteella, jolloin kala halkaistaan nahkaan saakka, jonka jälkeen se naulataan puutapeilla auki levitettynä paistolautaan. Paistolauta voi olla mikä tahansa halkaistu puu, joka on kyllin leveä. Kala laitetaan lautaan siten, että sen nahkapuoli on lautaa vasten. Kalaa kypsytellään tulen loimussa hitaasti silloin tällöin valellen sitä suolavedellä.

Kalan voi valmistaa myös folioon käärittynä niin kuin rosvopaistin, jolloin kalan sisälle voi laitella sipulia tai mahdollisesti jotain luonnon yrttejä. Ja jos kala on kuivempi laji kuten hauki, nokareen voita voi myös laittaa kalan sisään. Kala kääritään folioon ja asetetaan hiillokselle selkäpuoli alaspäin. Kalan kypsyminen vie aikaa puolesta tunnista tuntiin. Jos ei ole mukana foliota, sen voi korvata käärimällä kala isoihin kasvien lehtiin.

Savustaminen onnistuu myös ilman savustuslaatikkoa. Tehdään pieni kartionmallinen rakennelma, jossa on tuoreista oksista tehty ritilä suunnilleen puolivälissä. Peitetään rakennelma millä tahansa, mitä on käytettävissä, joko kangasta, muovia, pressua, tuohta tai kasvien lehtiä. Alle tehdään nuotio ja lisätään nuotioon savuavia lepän lehtiä ja pidetään tuli ja savu sopivana savustuksen ajan. Savustus kestää noin puoli tuntia.

Jos suolaa on mukana, kala voidaan myös suolata. Fileoidaan kalasta ohuita siivuja ja ladotaan niitä kerroksittain ja joka kerroksen väliin ripotellaan suolaa. Siivut voidaan kääriä folioon tai suuriin kasvien lehtiin.

Myös kuivaamalla voidaan valmistaa kalaa ruoaksi. Luonnossa se onnistuu helpoiten auringonpaisteeseen ripustamalla kalasta tehtyjä suikaleita roikkumaan, jotka myös suolataan hyvin.

Verkolla kalastaminen on helppo tapa pyydystää kalaa, mutta verkolla kalastamiseen tarvitaan yleensä avuksi jonkinlainen vene, että verkko voidaan asettaa riittävän syvään veteen. Jos ei ole venettä, sellainen voidaan tehdä itse.

Helpoin tapa tehdä vene on ottaa kuiva puunrunko, johon laitetaan sivuille köysillä tai nahkasuokaleilla solmimalla ja punomalla pienemmät kuivat rungot kellukkeiksi, jotka ovat toisiinsa yhteydessä pitkillä poikittaisilla riu' uilla. Köyttä voidaan tehdä helposti vaikka pajunkuoresta tai nokkosen varresta punomalla.

Jos mukana sattuu olemaan pressu, tai vaikka jonkinlainen kevytpeitekin, joka on kuitenkin ehjä, voidaan siitä tehdä lautta. Otetaan kuivia risuja, jotka punotaan donitsin muotoon, joko pyöreäksi tai soikeaksi, riippuen pressun koosta ja muodosta. Risuista punottu donitsi asetetaan pressun päälle siten, että pressun reunat saadaan käännettyä donitsin reunojen yli. Pohjalle tehdään riu' uista kestävä ristikko, jonka päällä voidaan istua ja meloa, ja johon pressun reunat sidotaan kiinni.

Myös neljästä jätesäkistä voidaan tehdä lautta. Ensiksi tehdään lautan runko, jossa on neljä pitkää riukua nurkissa. Nämä riu' ut työnnetään risuilla täytettyihin jätesäkkeihin ja säkit sidotaan lujasti kiinni. Näin saadaan tehtyä neljän ponttoonin päällä oleva lautta.

Suuritöisin vene on tietenkin haapio, joka tehdään isosta haavan rungosta. Sitä kaiverretaan perinteisesti kivikirveillä ja polttamalla tulella, mutta jos on muita nykyaikaisempia työkaluja mukana, toki se niillä kannattaa tehdä. Niissä oloissa yleensä kuitenkin, joissa joudutaan tällaisia asioita pohtimaan, tuskin sattuu olemaan mukana moottorisahoja ja bensaa.

Voidaan myös tehdä kanootteja ja kajakkeja. Tarvitaan pitkiä kestäviä riukuja, joita sidotaan kaareviksi väännettyjen ruoteiden avulla muotoon ja runko päällystetään tuohella ja nahkalla. Saumojen tiivistäminen on kuitenkin melko haasteellista, siihen ei luonnon oloissa ole paljoa muuta tarjolla kuin pihkaa ja hartsia.

Intiaanien tuohikanootit olivat aikoinaan tehty yhdestä kokonaisesta tuohenkappaleesta, jota saatiin tietystä Pohjois-Amerikassa kasvavasta koivulajista. Meillä Suomessa ei löydy vastaavaa koivulajia, joten niin isoja ehjiä tuohenpaloja on vaikea saada.

Kajakki on helpompi rakentaa kuin kanootti. Se valmistetaan melojan omien mittojen mukaan, eikä sen tarvitse olla kovin iso. Alun perin inuitien kajakit olivat hylkeennahkalla päällystettyjä, joten jos riittävän ison vuodan jostain onnistuu hankkimaan, se kelpaa hyvin. Kivikaudella käytettiin jo hyvin varhaisessa vaiheessa pellavasta punottua lankaa, joten ompelu on aivan ikivanha taito.

Katiska on yksi vanhimpia kalastusvälineitä, ja sen voi tehdä luonnonolosuhteissa kuka tahansa itse. Tällaista liiste- eli sälekatiskaa on käytetty vuosituhannet ja sitä käytetään joskus vielä nykyäänkin.

Liistekatiska tehdään matalahkoon veteen, säleet painetaan syvään pohjamutaan, näin muotoillaan katiska, jossa on nielu ja johdeaita. Tällaisen liistekatiskan leveys voi olla kaksi tai kolme metriä. Katiskan perältä otetaan kalat talteen haavilla. Myös mertaa voi käyttää sekä ravustukseen, että myös kalastukseen. Pajusta tehdyssä merrassa on samalla tavalla kuten katiskassakin nielu, josta kala menee sisään, mutta ei pääse tulemaan ulospäin. Merran takapäässä on avattava luukku, jonka kautta kalat voidaan kaataa pois merrasta.

13. HAMMASHOITO

Hammassärkyä on ihmisillä ollut iät ja ajat. Myös hampaita on hoidettu jo kivikaudellakin. Kipeä hammas puhdistettiin hyvin ja tulehtunut kohta poistettiin kivityökaluilla, jonka jälkeen hampaan alue peitettiin bitumilla, joka on tahmeaa ja tervamaista massaa. Bitumia esiintyy luonnossa öljyhiekassa. Myös teroitetuista kivistä ja puunkappaleista tehtyjä hammastikkuja on käytetty kauan aikaa. Mehiläisvahaa on myös käytetty hampaanpaikkana.

Myöhemmällä ajalla on hammassärky lopetettu kuumalla raudalla polttamalla hammashermo. Hammassärkyyn on käytetty vähän vaikka mitä aineita, muun muassa salisyyliä ja erilaisia happoja. Myös tupakansavulla, inkiväärijauheella, lipeäkivellä ja pirtulla on hoidettu särkevää hammasta.

Hampaiden poistoa pidettiin välttämättömänä ja luonnollisena asiana, eikä ennen vanhaan ollut varaa ottaa tätä prosessia suoritettaessa puudutusta. Matkat hammaslääkäriin olivat pitkät ja hammaslääkäreitä harvassa, ja silloin saatettiin samalla reissulla poistaa koko purukalusto, ja kun ikenet vielä olivat turvoksissa, tehtiin tekohampaat tilalle, joita piti sitten vuosikymmenet lonksutella suussaan, vaikka ne eivät olleet sopivat ollenkaan. Jos malttoi kolme kuukautta odotella ikenien turvotuksen laskemista, sai paremmin sopivat proteesit.

Kriisitilanteessa hampaat säilyvät paremmassa kunnossa, jos makeisia ja muuta runsaasti sokeripitoisia tuotteita ei ole juurikaan tarjolla. Näin on ajateltu myös kivikauden ihmisillä asian olleen, eli kivikauden ihmisten hampaat ovat säilyneet paremmin.

14. LUONTAISHOITOJA JOIHINKIN SAIRAUKSIIN

Esittelen tässä luvussa joitakin luontaishoitokeinoja, joita voidaan käyttää tukemaan joidenkin yleisimpien sairauksien hoitoa. Nämä eivät ole oikeaa hoitoa korvaavia hoitomuotoja, mutta auttavat muun hoidon ohella näiden sairauksien hoidossa.

Tietyssä hätätilanteessa, jossa ei oikeita lääkkeitä ole saatavilla, on näitä luonnonlääkkeitä siinä tapauksessa käytettävä myös korvaavana hoitokeinona.

Ensimmäisenä muutamia ohjeita silmäsairauksien hoitoon:

Fenkolinsiementeen juominen säännöllisesti auttaa nesteturvotusta ja verenkierto-ongelmia vastaan, joten se auttaa myös glaukooman hoidossa. Se ei pysäytä tätä sairautta, mutta auttaa kuitenkin oireiden lievittämisessä. Lisää fenkolinsiemenet keitettyyn vereen ja peitä kannella.

Anna teen jäähtyä 10-15 minuuttia ja siivilöi tee. Juo kupillinen aamulla ja toinen iltapäivällä.

Mistelissä on ravintoaineita, jotka auttavat suojaamaan näköä ja vähentämään silmien rasitusta. Se on myös verenkierrolle hyväksi, joka on glaukooman hoidossa ensiarvoisen tärkeää. Laita ruokalusikallinen mistelia veteen ja keitä sitä viitisen minuuttia. Anna teen jäähtyä 10 minuuttia ja siivilöi se. Juo kupillinen aamupäivisin joka päivä.

Porkkanamehu sisältää A-vitamiinia, joka on olennaisen tärkeä ravintoaine näköpurppuran kannalta. Porkkanoiden syöminen parantaa hämäränäköä ja alentaa glaukooman riskiä. Kuori ja pilko kaksi isoa porkkanaa ja jos mahdollista, niin sekoita ne tehosekoittimella veden kanssa. Kun juoma on kunnolla sekoittunut, kaada se lasiin siivilöimättä sitä. Juo lasillinen tätä mehua joka päivä.

Kamomillan kukat ovat perinteinen hoito silmäongelmissa. Ne sisältävät ainesosia, jotka antavat hellävaraista lievitystä silmäkudokselle ja virkistävät silmiä. Kupillinen kamomillateetä on erinomainen tapa alentaa glaukooman aiheuttamaa painetta silmissä. Laita puoleen litraan vettä kolme ruokalusikallista kamomillan kukkia. Keitä nämä, peitä sitten astia ja anna sen jäähtyä 15-20 minuuttia. Siivilöi juoma ja käytä tätä hauduketta silmien alueen huuhteluun, kun siinä tuntuu turvotusta.

Rasvaiset kalat ovat hyviä omega-3-rasvahappojen lähteitä ja voivat helpottaa kuivasilmäisyyden oireita.

Mustikat ovat täynnä antosyaaneja - flavonoideja, joilla on paljon positiivisia terveysvaikutuksia. Ne suojaavat verkkokalvoa liialliselta valolta ja vapaiden radikaalien aiheuttamilta vaurioilta. Mustikoissa on myös C-vitamiinia, joka ehkäisee silmänpohjan ikärappeumaa ja kaihia.

Manteleissa on paljon E-vitamiinia, joka hidastaa silmänpohjan rappeumaa.

Monissa vihanneksissa ja ruoka-aineissa on kahta silmille tärkeää antioksidanttia: luteiinia ja zeaxanthiinia. Näiden antioksidanttien uskotaan suojaavan silmiä auringonvalolta, tupakansavulta ja ilmansaasteilta. Ne menevät silmän mykiöön ja verkkokalvolle ja imevät itseensä vaarallista valoa. Tällaisia ruoka-aineita ovat esimerkiksi pinaatti, lehtikaali, parsakaali, kiivi, viinirypäle ja kananmunan keltuainen.

Verenpainetaudin hoitoon auttavat seuraavat kasvit ja keinot:

Verenpainetta voidaan alentaa liikkumalla riittävästi ja vähentämällä suolan käyttöä. Tupakoinnin lopettaminen ja ylipainon pois laihduttaminen ovat ensisijaisia hoitoja. Nämä asiat tulevat väkisinkin mukaan elämään, jos joudutaan luonnonolosuhteisiin kriisitilanteessa, koska silloin ei ole saatavilla tupakkaa, ei ylimääräistä suolaakaan. Liikunta lisääntyy väkisinkin, kun ruokaa joutuu etsimään luonnosta, samalla vähemmän energiaa sisältävä luonnonravinto auttaa laihtumaan.

Inkivääri, kaneli, meirami ja kurkuma laajentavat verisuonia ja alentavat verenpainetta. Hyvin monet mausteet estävät LDL-kolesterolin hapettumista ja kertymistä verisuoniin ja samalla verisuonten joustavuuden vähenemistä. Monet maustekasvit auttavat vähentämään stressiä. C-vitamiinin, magnesiumin ja folaatin riittämätön saanti kohottaa verenpainetta.

Marjojen päivittäinen syöminen on hyvä kunnon kohotuskeino, koska kaikki marjat ehkäisevät sydän- ja verisuonisairauksia ja auttavat painonhallinnassa. Marjojen fenoliset ainesosat alentavat verenpainetta ja nostavat hyvän HDL-kolesterolin osuutta. Aronia alentaa verenpainetta estämällä tiettyä ADE-entsyymiä.

Mustikan antosyaanit alentavat verenpainetta muiden hyödyllisten sydämen ja verisuonien terveyteen vaikuttavien ominaisuuksiensa lisäksi. Marjoista saa myös C-vitamiinia ja folaattia. Folaatin puute nostaa homokysteiiniaminohapon määrää elimistössä, joka altistaa tulehduksille. Folaattia on runsaasti vihreissä vihanneksissa ja esimerkiksi myös mansikoissa.

Jotkut yrtit laajentavat verisuonia estämällä asetyylikoliiniesteraasientsyymin toimintaa. Nokkosen flavonoidit ja kalium lisäävät virtsaneritystä. Myös voikukan lehdet lisäävät virtsaneritystä ja poistavat verenpainetta nostavaa natriumia ja kloridia. Myös peltokorte, mesiangervo ja koivunlehdet poistavat nestettä.

Kova treenaaminen alentaa kaliumin tasoa elimistössä. Liian alhainen kaliumtaso voi olla syynä verenpaineen kohoamiseen. Tummanvihreät kasvikset, nokkonen, kuivatut hedelmät, avokado, parsa, kurpitsa ja banaani ovat hyviä kaliumin lähteitä.

Tyydyttymättömät rasvahapot, etenkin omega-3 ja kertatyydyttymättömät rasvahapot suojelevat sydän- ja verisuonitaudeilta ja korkealta verenpaineelta. Pähkinöissä ja kasviöljyissä, etenkin rypsi-, oliivi-, pellava-, hamppu- ja avokadoöljyssä on näitä rasvahappoja.

Pähkinöiden rasvat ja E-vitamiini estävät kolesterolin hapettumista ja kertymistä verisuonten seinämiin. Pähkinöiden sisältämä arginiini suojelee valtimoiden sisäseiniä pitäen ne kimmoisina ja näin alentaa verenpainetta. Myös auringonkukan siemenet sisältävät arginiinia. Ne sisältävät myös sydäntä ja mieltä rauhoittavaa magnesiumia, joka auttaa saamaan paremman yöunen.

Ubikinoni voi myös auttaa korkeassa verenpaineessa ja painonpudotuksessa ja vähentää stressiä. Ubikinonia on nokkosessa, pinaatissa, parsakaalissa ja pähkinöissä.

Karnosiini tuottaa elimistössä typpioksidia, joka laajentaa verisuonia. Myös karnosiini estää kolesterolin hapettumista.

96

Merilevissä, pavuissa ja vihreissä kasviksissa on alaniinia, josta keho syntetisoi karnosiinia.

Granaattiomena alentaa kolesterolia ja ehkäisee LDL-kolesterolin hapettumista, joten se ehkäisee verenpaineen kohoamista. Se alentaa myös angiotensiinikonvertaasin eli ACE-entsyymin aktiivisuutta, joka voi kohottaa verenpainetta. Tattari vaikuttaa granaattiomenan tavoin estämällä ACE-entsyymin toimintaa.

Sellerin ftalidit vaikuttavat sileiden lihasten solujen kalsiumkanaviin rentouttamalla verisuonet, joten verenpaine alenee. Selleri sisältää myös verenpainetta alentavaa kaliumia ja kumariineja. Sipulit alentavat korkeaa verenpainetta laajentamalla verisuonia ja hidastamalla sydämen lyöntinopeutta, jolloin sydän rentoutuu. Sipulit ovat oivallinen apu myös veren rasva-arvoihin. Niiden vaikutuksesta valtimot säilyvät joustavina.

Diabeteksen hoitoonkin löytyy luonnosta apua, mutta tarkennuksena kuitenkin, että tyypin 1 diabetekseen ei ole oikeastaan muuta hoitoa tarjolla kuin insuliinihoito, koska potilaan haima on lakannut tuottamasta insuliinia, joten keskityn tässä 2-tyypin diabetekseen. 2-tyypin diabetes on nykyaikana sen verran yleinen sairaus, että sen luontaishoitokin on otettava tässä esille.

Tyypin 2 diabeteksen hoidossa on tärkeää pitää ruokavalio kohdillaan ja hyvänä. 2-tyypin diabeteksessa haima tuottaa jonkin verran insuliinia, mutta ei kuitenkaan riittävästi. Joskus keho voi myös tuottaa riittävästi insuliinia, mutta se ei vaikuta kunnolla.

Kun ihminen syö, osa ruoasta muuttuu glukoosiksi, joka on taas kehon pääasiallinen energianlähde. Insuliini huolehtii siitä, että glukoosi pääsee sitä tarvitseviin soluihin. Mikäli insuliinia ei ole riittävästi, glukoosi jää vereen, ja näin aiheuttaa terveysongelmia.

On väärin olettaa, että verensokerin määrä nousee vain silloin, kun syödään makeisia ja muita vastaavia nopeaa sokeria sisältäviä tuotteita. Glukoosia muodostuu siksi, että jotkut ravintoaineet muuttuvat glukoosiksi, eivätkä välttämättä ole makeita syödessä. Myös hitaatkin hiilihydraatit nostavat verensokeritasoja.

Hiilihydraatteja tarvitaan kuitenkin elimistössä. Vaikka ihmisellä on 2-tyypin diabates, ei tiettyjä ravintoaineryhmiä tule poistaa kuitenkaan kokonaan ruokavaliosta. Hiilihydraateista on parempi nauttia monimutkaisia kuin yksinkertaisia hiilihydraatteja.

Eli kannattaa siis syödä tummaa riisiä, täysjyväviljaa ja kasviksia. Pastat, jauhot, hillot ja teolliset ruoat kannattaa jättää vähemmälle. On selvä asia tietenkin, että sokeria pitää välttää ja sen sijaan jos haluaa makeuttaa ruokia ja juomia, kannattaa siihen käyttää vaihtoehtoisia tuotteita, vaikkakin myös osa keinotekoisista makeutusaineista on myrkyllisiä, ja niitä tulee käyttää hyvin vähän, mutta mieluummin ei ollenkaan.

Proteiinia saa ja kannattaakin syödä hyvällä ruokahalulla, sillä se ei nosta verensokeria, koska se ei muutu glukoosiksi. Runsasta rasvankäyttöä tulee kuitenkin välttää. Rasvat eivät muutu glukoosiksi, mutta ne lisäävät kolesterolia.

Käytä sellaisia ravintoaineita, jotka auttavat imeyttämään insuliinia paremmin. Ensiksi poista glukoosiksi muuntuva aine, mutta pyri myös parantamaan tuottamasi insuliinin laatua. Tässä tapauksessa kannattaa nauttia sieniä, kanelia ja kookosöljyä.

Yrtit voivat olla oivallinen apu tyypin 2 diabeteksen hoidossa. Ne auttavat tasapainottamaan verensokeria.

Kurkuma on yksi yrtti, jota suositellaan 2-tyypin diabeteksen hoitoon. Kurkumassa on aktiivista yhdistettä nimeltään kurkumiini, joka aiheuttaa tämän kasvin verensokeria alentavan vaikutuksen. Ei tarvitse nauttia kuin hiukan kurkumaa päivittäin, ja näin voi alentaa glukoositasoja ja pysäyttää diabeteksen etenemisen elimistössä.

Inkivääri vaikuttaa kehossa monella tavalla, se muun muassa lievittää vilustumista ja ruoansulatuksen ongelmia. Hyvä keino hyödyntää inkivääriä diabeteksen hoidossa on, että otetaan puolikas teelusikallinen jauhemaista inkivääriä joka päivä kahdeksan viikon ajan ja sitä nautitaan tyhjään vatsaan sellaisenaan. Inkivääri auttaa vähentämään tulehtuneisuutta yleisesti ottaen ja tässä on tärkeää se, että tulehtuneisuus on diabeteksen kohdalla sellainen ongelma, joka voi johtaa silmien terveyden heikkenemiseen.

Kanelista on apua verensokeritasojen vakauttamisessa, sillä se auttaa vähentämään glukoosin imeytymistä ruokailun jälkeen. Lisäksi kaneli auttaa vähentämään kolesterolia. Musta curry on myös yrtti, josta on apua 2-tyypin diabeteksen hoidossa. Sen siemenet auttavat vähentämään lipidien määrää veressä. Ne auttavat torjumaan tulehtuneisuutta ja bakteereja. Ne auttavat myös suojaamaan sydäntä ja maksaa.

Aloe vera on hyväksi ihmiselle monella tavalla. Se hoitaa ihon palovammoja, parantaa haavoja sekä suojaa hiuksia liialliselta UV-säteilyltä. Aloe vera on hyödyksi myös painon pudotuksessa ja tyypin 2 diabeteksen hoidossa. Aloe vera auttaa alentamaan verensokerin tasoja. Parhaiten tästä kasvista on hyötyä tuoreena kasviksena mehun seassa. Marjojen syönti on tietenkin avuksi 2-tyypin diabeteksen hoidossa, mutta myös mustikan lehdistä haudutettu tee on hyvä apu.

Reuma on myös hyvin yleinen sairaus, johon on olemassa avuksi monenlaisia luontaishoitoja. Sellainen ruokavalio, jossa on paljon erivärisiä kasviksia, juureksia, hedelmiä, marjoja ja riittävästi proteiineja, sekä viljatuotteista gluteenittomia vaihtoehtoja, sopii hyvin reumaa sairastaville. Ruokayliherkkyydet aiheuttavat hyvin useasti niveltulehduksia. Yleensä syyllisiä ovat kotimaisten viljatuotteiden gluteenit, ja kun niveltulehduksesta kärsinyt on gluteenittomalla ruokavaliolla, tulehdukset paranevat nopeasti. Toiseksi yleisimpänä syynä pidetään maitoa.

Kurkuma on avuksi myös reuman hoidossa uutteena. Pajunkuoresta valmistettu hauduke on erittäin hyvä apu niveltulehdukseen, vaikkakaan sitä ei kannata juoda kerrallaan suuria määriä. Aloe veraa on käytetty jo kauan lukuisten sairauksien hoidossa sekä sisäisesti että ulkoisesti. Se sisältää geeliä, jossa on ravinteita, jotka edistävät terveyttä ja vähentävät nivelissä tuntuvaa kipua.

Kissankynsi on yksi sellainen yrtti, jolla on tulehduksia vastaan taistelevia ominaisuuksia, jotka auttavat vähentämään niveltulehduksen oireita ja lievittämään kipua. Se vähentää myös nivelreumasta aiheutunutta tulehtuneisuutta.

Eukalyptuksen lehdet ovat ulkoisesti käytettyinä hyvä apu, sillä ne lievittävät niveltulehduksen aiheuttamaa särkyä. Tämä johtuu siitä, että ne sisältävät tanniineja, jotka vähentävät tulehtuneisuutta ja kipua.

Inkivääri on sekä sisäisesti että ulkoisesti yksi parhaista kasveista monien sairauksien hoidossa. Sen avulla voi vähentää niveltulehduksen aiheuttamaa tulehtuneisuutta ja kipua.

Inkiväärillä on tulehduksia hillitseviä ominaisuuksia, joista voi olla hyötyä juomalla inkiväärihauduketta tai laittamalla niveliä vasten inkiväärihauduketta sisältävän lämpimän kompressin.

Kurkuma auttaa hidastamaan nivelreuman etenemistä, ja nykyisin ollaan sitä mieltä, että parhaiten kurkumasta saadaan apua nauttimalla sitä sisäisesti. Kannattaa laittaa kurkumaa mausteeksi moniin eri ruokiin.

Arnikilla on voimakkaita tulehduksia hillitseviä vaikutuksia. Arnikkihauduketta sisältävä lämmin kompressi laitetaan kipeän nivelen päälle.

Pajua on käytetty jo kauan tulehdusten hillitsemiseksi. Pajua nautitaan suun kautta haudukkeena, mutta ei pidä ylittää sopivaa määrää, ettei seurauksena tulisi ei-toivottuja vaikutuksia.

Verenvuodon tyrehdyttämiseen voidaan käyttää pehmeän kurjenpolven puristettua mehua, jättiläiskuukusta puurohauteena, talvikin lehdistä puristettua mehua, piharatamon soseutettuja lehtiä puurohauteena, sekä niittyhumalasta puristettua mehua.

Haavojen puhdistamiseen voidaan käyttää ulkoisesti jalavan kuoriuutetta, tammen kuorikeitosta, mustaseljan lehdistä puristettua mehua, ketohanhikista koko kasvista paitsi sen juurista tehtyä uutetta, kuisman kukista ja versoista tehtyä uutetta, kamomillan kukkauutetta puurohauteena, takiaisen juurikeitosta, soseutettuja tuoreita juuria ja suolaa eläinten puremia vastaan, lutukasta käytetään koko kasvista paitsi juurista tehtyä uutetta puurohauteena, malvakasvien lehtiä keitoksena ja kukkia puurohauteena, mataraa kokonaan paitsi juuria puurohauteena, kalliokielon juuria keitettynä puurohauteeksi, pietaryrtin soseutettuja lehtiä, siankärsämöä kokonaan paitsi juuria tehtynä uutteksi, hierakan lehtiä soseutettuina, käenkaalien soseutettuja lehtiä, sekä pihatähtimön lehdistä puristettua mehua.

Antiseptisesti vaikuttavia kasveja tulehtuneiden haavojen desinfioimiseen ovat malvojen lehdet ja kukat uutteena, piparjuuren juuret keitoksena, sekä timjamin lehdet ja juuret uutteena.

Särkyihin ja kipuihin käytetään jalavan kuoriuutetta, koivun lehtiuutetta, kuisman kukkia ja versoja uutteena, sivellään mustelmiin, kamomillan kukista puristettua mehua sivellään turvotuksiin, takiaisen juurikeitosta, puolukan lehti- ja kukkauutetta, pehmeästä kurjenpolvesta koko kasvista paitsi sen juurista tehtyä uutetta sivellään turvotuksiin, pajun ja raidan kuorikeitosta, poppelin lehtisilmuista tehtyä uutetta, kalliokielon juurikeitosta ulkoisesti, pietaryrtin soseutettuja lehtiä, sivellään mustelmille, hierakan soseutettuja lehtiä, jotka sivellään mustelmille, käenkaalin soseutettuja lehtiä, sivellään mustelmille, raunioyrtin juurikeitosta, käytetään turvotuksiin, sekä pihatähtimöä kokonaan paitsi juuria uutteena.

Kuumetta alentavia kasveista saatavia lääkkeitä ovat jalavan kuorikeitos, mustaseljan kukista ja hedelmistä tehty uute, kamomillan kukista ja hedelmistä tehty uute, lehmuksen kukista tehty uute, sekä myöskin reunuspäivänkakkarasta koko kasvista paitsi juurista tehty uute.

Vilustumiseen, kurkkukipuun ja yskään auttavat mustikan lehdistä ja marjoista tehty uute, niittyhumalasta koko kasvista paitsi juurista tehty uute, käytetään kurlausvetenä, tammen kuorikeitos kurlausvetenä, piharatamon lehdistä ja varresta tehty uute, leskenlehden lehdistä ja kukista tehty uute, kuisman lehdistä ja versoista tehty uute, kamomillan kukista tehty uute kurlausvetenä, takiaisen juurikeitos, lehmuksen kukkauute, malvojen lehdistä ja kukista tehty uute, mintusta koko kasvista paitsi juurista tehty uute, nokkosen lehtiuute, pajun kuoriuute, ruusunmarjakeitos, siankärsämöstä koko kasvista paitsi juurista tehty uute helpottamaan hengitystä, karhunputken juurikeitos, sekä raunioyrtistä tehty uute.

Mahaa rauhoittavat luonnonlääkkeet ovat karhunmarjan lehtiuute, mustikan marjakeitos, voikukka keitoksena kokonaan, kalliokielon juuriuute, siankärsämön lehdistä ja kukista tehty uute, sekä sananjalan lehtiuute.

Ripuliin auttavat jalavan kuoriuute, karhunmarjan lehtiuute tai marjakeitos, mustikan marjakeitos, tammen kuorikeitos, ratamosta kokonaan paitsi juurista tehty uute, sekä puolukan marjakeitos.

15. LUONNONLÄÄKKEET

Koivusta on monenlaista hyötyä, se sopii niin lääkkeeksi kuin askarteluunkin. Koivusta voidaan hyödyntää puuaines, kuori, lehdet, mahla ja tuhka. Koivusta valmistetaan myös koivutervaa eli tököttiä sekä ksylitolia eli koivusokeria. Koivu edistää sisäisesti käytettynä, esimerkiksi teeksi keitettynä virtsan, hien ja sapen eritystä sekä alentaa verenpainetta. Koivunlehtiä voidaan hyödyntää sellaisenaan tai teeksi keitettynä munuais- ja virtsarakkovaivoihin, virtsaputken tulehduksiin, virtsakivien ehkäisyyn ja lievään verenpainetautiin. Koivua on käytetty myös kihtiin, reumaan, " vesipöhöön ja puhdistamaan verta" . Koivunmahla poistaa kevätväsymystä. Koivuntuhkalipeä on tunnettua syöpälääkkeenä eli tuhkaa ja vettä kiehautetaan niin, että sekoitussuhde on 1:5. Kirkasta lipeävettä juodaan 0,5 desiä 3-4 kertaa vuorokaudessa aina ruokailun yhteydessä.

Sekä saunassa vastana eli vihtana, mutta myös lehtikääreenä koivua on käytetty reuman hoidossa. Koivunsilmuja voi myös syödä kevättalvella sellaisenaan, kun puissa ei ole lehtiä. Koivun nuorissa lehdissä on runsaasti C-vitamiinia ja koivun nuoria lehtiä voi käyttää sellaisenaan salaatissa ja leivän päällä.

Mäntyäkin voidaan käyttää myös hyvin monin eri tavoin. Neulasia käytetään rohtoina, eteeristä öljyä, pihkaa ja tervaa sekä tietenkin pettua eli nilakerrosta voidaan käyttää hyväksi.

Männyllä on hengitysteitä avaava vaikutus, eli sitä voidaan käyttää hengityselinvaivoihin, kuten kurkunpään ja keuhkoputken tulehdukseen, yskään, astmaan ja katarriin. Männyllä on elimistöä virkistävä, vahvistava, elvyttävä sekä miehisyyttä vahvistava ja sukupuolista väsymystä poistava vaikutus.

Männyn eteeristä öljyä käytetään desinfiointiin ja huoneilman raikastamiseen. Kylvyssä mänty vaikuttaa virkistävästi ja vahvistavasti, avaa hengitysteitä ja desinfioi ihoa. Männyn kuori ja nilakerros on hyvin antioksidanttirikasta ja siitä voi valmistaa uutteita kasvaimia vastaan. Pettu on myös tunnettua hätäravintoa pula-aikoina.

Männyn ja kuusen pihkaa voidaan pureskella desinfioivana rohtoja kulkutauteja vastaan sekä ikenien hoitoon. Sitä voidaan myös käyttää laastarina ratamon ja muiden yrttien kanssa märkiviin haavoihin ja paiseisiin. Hartsiallergisten kannattaa kuitenkin välttää männynpihkavoiteiden käyttöä.

Kuusen pihka on myös tunnettua haavojen parantajana. Keväisiä kerkkiä käytetään samoin kuin männynkin kerkkiä. Kuusen kerkät sopivat vaikka salaattiin sellaisenaan.

Voikukka on hyvin yleinen ja tunnettu rohdoskasvi. Voikukan juurta voidaan käyttää rohtona, mutta myös sen lehtiä, kukkia, varsia ja tuoreesta voikukasta puristettua mehua. Voikukan lehdet lisäävät haimanesteen ja virtsan eritystä ja auttavat perna- ja munaisvaivoihin, kihtiin, reumaan ja turvotuksiin.

Voikukka on myös tunnettu verta puhdistavasta vaikutuksestaan. Voikukan juuri lisää sapeneritystä, edistää ruoansulatusta ja vahvistaa maksaa. Voikukka auttaa myös ummetukseen, vatsakatarriin, peräpukamiin ja estää kasvainten ja tulehdusten syntyä.

Voikukan juuren sisältämä inuliini alentaa korkeaa kolesterolia ja verensokeria. Voikukkaa on käytetty myös sisäisesti ihottumien hoidossa. Voikukan maitiaisnestettä voidaan käyttää myös syylien hoitoon

Voikukan lehtiä käytetään hyvin yleisesti salaattina ja yrttiteenä, sekä juuria keitteenä. Voikukan juurista on tehty pula-aikana myös kahvin korviketta.

Voikukka aktivoi ja puhdistaa maksaa, alentaa kuumetta, auttaa ilmavaivoihin ja lihas- ja nivelkipuihin. Voikukalla on tulehduksia hillitseviä vaikutuksia ja se sisältää runsaasti karoteenia ja A-, B-, C- ja D-vitamiineja, sekä kalsiumia ja rautaa. Voikukan juuria voidaan käyttää ravintona myös grillaamalla.

Nokkonen on tunnettu jo vuosituhansien ajan siitä, että siinä on tehokkaita vasta-aineita kasvimyrkyille sekä käärmeen ja skorpionin pistoihin.

Nokkonen sisältää paljon ravintoaineita ja se onkin ruokana hyvin merkityksellinen. Nokkosessa on runsaasti valkuaisaineita sekä piitä, kalsiumia, rautaa ja C-vitamiinia. Nokkosen siemenet sisältävät kaikkia ihmisen tarvitsemia rasvahappoja sekä E-vitamiinia.

Nokkonen on myös hyvä kuitukasvi. Rohdoksi sopii juuri kukintansa aloittanut nokkosen verso, lehdet, siemenet ja juuret.

Nokkonen poistaa hieman nestettä ja virtsahappoa sekä hoitaa virtsatietulehduksia. Se auttaa myös kihtiin, turvotuksiin ja iskiakseen.

Nokkosta on käytetty myös eturauhasen liikakasvun estämiseen. Nokkonen tasoittaa verenpainetta, alentaa verensokeria, lisää hemoglobiinin ja punasolujen määrää ja hoitaa tällä tavalla anemiaa. Nokkonen on myös pernarohto, ja sitä on käytetty myös yleisesti verisairauksien tukihoitona.

Nokkonen edistää ruoansulatusta ja sitä käytetään normalisoimaan suolen toimintaa, parantamaan ruoansulatusvaivoja, ripulia, ummetusta, peräpukamia, maha- ja pohjukaissuolenhaavaumia sekä maksa- ja sappivaivoja.

Nokkonen irrottaa limaa hengitysteistä ja sitä käytetäänkin tukihoitona hengitysteiden ongelmissa. Se auttaa krooniseen bronkiittiin, yskään, astmaan, heinänuhaan ja allergioihin. Nokkosen sisältämä pii ja asetyylikoliini torjuvat allergisia reaktioita.

Nokkonen on tunnettu myös "verta puhdistavana" rohtokasvina. Sitä on käytetty paljon reuman ja kasvainsairauksien tukihoitona sisäisesti.

Nokkonen on ollut yleisesti hyvän kunnon, vastustuskyvyn, elinvoiman ja virkeyden lisääjänä tunnettu kasvi. Nokkosen siemeniä on käytetty myös potenssia kohottavana ja muistia virkistävänä rohtona. Nokkosen siemenistä valmistettu uute elvyttää lisämunuaisten toimintaa.

Nokkosta käytetään ulkoisesti lisäämään ihon pintaverenkiertoa haudukkeissa ja kylvyissä. On olemassa myös sellainen uskomus, että nokkonen lisää tukan kasvua ja poistaa hilsettä. Nokkonen auttaa ihottumiin, kynsien vaivoihin ja mustelmiin. Nokkonen on veren hemoglobiinia kohottava kasvi.

Mesiangervoa kasvaa hyvin yleisesti suomalaisilla niityillä. Rohtona siitä käytetään kukkivia versoja, kukkia sekä lehtiä. Mesiangervo alentaa kuumetta ja hoitaa tulehduksia. Hien- ja virtsaneritystä lisäävänä ja antireumaattisena kasvina sitä käytetään myös niveltulehduksiin, reumaattisiin vaivoihin, kihtiin ja sidekudostulehduksiin.

Mesiangervolla on antiseptinen ja virkistävä vaikutus. Se vaikuttaa ulkoisesti ja sisäisesti käytettynä kipuihin, päänsärkyyn, hermosärkyyn ja lihaskouristuksiin. Lisäksi sitä on käytetty myös vahvistamaan sydäntä, hoitamaan verisuonten kalkkeutumista, verenpainetautia, sekä ohentamaan verta aspiriinin tapaan. Mesiangervo sisältää flunssaa ja tulehduksia ehkäiseviä salisyylihappoja. Mesiangervon kukat auttavat myös ummetukseen. Juurakoilla on haavoja parantavia ja limakalvoja supistavia vaikutuksia. Juurikeitettä käytetään sisäisesti liikahappoisuuteen, närästykseen, mahahaavaan ja ripuliin sekä ulkoisesti kääreinä märkiviin haavoihin ja hiustenlähtöön.

Kylpyinä ja kääreinä mesiangervo helpottaa veritulpan oireita, lievittää kipuja ja jännitystiloja, poistaa nestettä ja turvotuksia sekä piristää mielialaa.

Mesiangervoa käytetään yleensä sisäisesti yrttiteenä ja ulkoisesti kylpyinä ja kääreinä. Suurina määrinä mesiangervo voi aiheuttaa pahoinvointia ja huimausta. Mesiangervoteetä juodessa voi tuntua ikenissä hiukan ikävää tunnetta sen sisältämien happojen vuoksi.

Poimulehdet ovat myös hyvin yleisiä niityillä ja pellonpientareilla kasvavia ruohoja. Poimulehti supistaa limakalvoja, estää tulehduksia, parantaa haavoja ja tyrehdyttää verenvuotoja.

Sitä käytetään sisäisesti ripuli- ja suolistovaivoihin, sekä kuukautiskipuihin ja liian runsaisiin ja tiheisiin kuukautisiin, synnytyksen jälkeisten vaurioiden hoitoon ja vaihdevuosivaivoihin. Poimulehteä käytetään yleensä yrttiteenä ja -uutteina.

Ratamoista käytetään rohtoina lehtiä, versoa ja joskus siemeniäkin. Ratamolla on antiseptinen, hengityselimiä vahvistava ja limakalvoja supistava vaikutus, ja sitä käytetään myös irrottamaan limaa ja hoitamaan hengitystietulehduksia, astmaa, yskää sekä keuhkoverenvuotoa. Lisäksi se aukaisee nielun ja korvan välistä yhteyttä korvatulehduksissa ja vahvistaa sekä poistaa ylähengitysteiden karheutta.

Ulkoisesti käytettynä ratamo rauhoittaa kutinaa, uudistaa ja pehmentää ihoa, ja sen lisäksi tyrehdyttää haavojen verenvuotoa.

Etenkin ratamon siemenet alentavat veren seerumin kolesterolia. Virtsaneritystä lisäävänä rohtona ratamoa käytetään myös krooniseen munuaistulehdukseen.

Ratamo on tunnettu verta puhdistavana eli verenseerumia puhdistavana rohtona, ja sitä onkin käytetty puhdistuskuureissa. Ratamoa on myös käytetty menestyksekkäästi mahan ja suoliston haavojen hoidossa, ripulissa, sekä maksa- ja sappivaivoissa ja struumassa.

Ratamoa suositellaan käytettäväksi ulkoisesti hammassärkyyn, suu- ja silmätulehduksiin, hyönteisten puremiin, syyhyyn, pieniin verenvuotoihin, haavoihin, paiseisiin, verenmyrkytykseen, ihotulehduksiin, finneihin, rasvaiselle iholle, hiertymiin, rakkoihin ja ihoruusuihin. Piharatamouutetta on käytetty myös lääkkeenä korvatulehdukseen ja piharatamon lehdistä tehty tee voi helpottaa myös astmaattista yskää.

Siankärsämön kukkiva verso sekä kukat laukaisevat sileiden lihasten kouristuksia erityisesti mahassa. Se lisää sapen ja mahanesteen eritystä, jonka vuoksi sitä käytetään helpottamaan ruoansulatusvaivoja. Lisäksi se edistää suoliston toimintaa, auttaa ummetuksen hoidossa, sekä vähentää kaasunmuodostusta.

Siankärsämö sisältää runsaasti sydämen toiminnalle tärkeitä hivenaineita, mangaania ja magnesiumia. Se alentaa verenpainetta ja verensokeria. Siankärsämö lisää virtsaneritystä, joten se on myös tunnettu rohtona käytettynä virtsatie- ja eturauhasvaivojen hoidossa.

Siankärsämö vahvistaa immuunijärjestelmää ja estää tulehduksia, on antibakteerinen ja antibioottinen. Sitä hyödynnetään uutteena tai yrttiteenä flunssan torjunnassa ja hoidossa.

Siankärsämö tehoaa myös hiivasieneen, sekä on oivallinen apu puhdistuskuureissa verta ja maksaa puhdistavana rohtona.

Siankärsämöteellä tai -uutteella hoidetaan ulkoisesti iho-ongelmia, paiseita, palohaavoja, tulehduksia, desinfioidaan finnejä ja aknea, haavaumia, ihoruhjeita ja hiertymiä. Suuvetenä sitä voidaan käyttää suun limakalvojen ärsytyksen ja ientulehdusten hoidossa.

Siankärsämön sisältämä betosiniini estää verenvuotoja ja eugenoli lievittää paikallista kipua. Siankärsämöä on käytetty suonikohjujen ja peräpukamien hoitona sisäisenä rohtona, mutta myös ulkoisina kylpyinä, salvoina ja voiteina.

Siankärsämö elvyttää sisäisesti käytettynä muutenkin laskimo- ja ääreisverenkiertoa, sekä lämmittää kylmiä jalkoja ja käsiä. Sitä suositellaan myös sisäisesti ja ulkoisesti käytettynä kuukautiskipuihin, endometrioosiin ja vaihdevuosivaivoihin, sekä lihaskipuihin, päänsärkyyn ja migreeniin.

Siankärsämö saattaa aiheuttaa kuitenkin pitkäaikaisesti käytettynä ihottumia henkilöille, jotka ovat yliherkkiä asterikasveille, kuten pujolle.

Mustaherukan lehdet ovat virkistäviä ja lisäävät virtsaneritystä ja hikoilua. Ne alentavat verenpainetta, vahvistavat verisuonten seinämiä ja supistavat limakalvoja. Marjoja, mehua ja lehtiteetä kannattaa käyttää vilustumissairauksissa. Mustaherukan lehtiä on käytetty teenä myös nestettä poistavana rohtona kihtiin, eturauhasvaivoihin ja reumaattisiin kipuihin. Mustaherukan lehdet sisältävät runsaasti C-vitamiinia.

Mustikan lehtiä ja marjoja käytetään rohtoina. Mustikka on vatsavaivoja helpottava rohto. Yleensä kuivat marjat parantavat ripulia ja tuoreet marjat taas ulostavat. Marjoja käytetään ripuliin, ummetukseen, vatsavaivoihin, mahahaavoihin, suolistovaivoihin ja suoliston käymistiloihin.

Mustikka alentaa myös kuumetta, sekä on antiseptinen ja supistaa limakalvoja. Mustikkaa voi myös käyttää ulkoisesti ientulehduksiin. Mustikan lehtiä käytetään diabeteksen tukihoitona, sillä lehtien inuliini, antosyaanit ja väriaineet alentavat verensokeria.

Koska mustikanlehdissä on oksaalihappoa, niiden liiallista käyttöä on vältettävä, sillä ne voivat aiheuttaa luuston haurastumista.

Puna-apilan kukkia käytetään rohtoina, mutta niitä voi käyttää myös salaateissa ja leivonnassa hyväksi. Apilassa on runsaasti valkuaisaineita ja monia elimistöä piristäviä aineita.

Flavonoidit irrottavat limaa ja lisäävät virtsaneritystä. Puna-apila desinfioi ja puhdistaa ihoa, parantaa tulehduksia ja haavoja. Sitä voidaan käyttää rohtoteenä limakalvojen tulehduksiin, ripuliin, vatsakatarriin, peräpukamiin ja ummetukseen, sekä yskään ja maksavaivoihin. Koska puna-apila poistaa nestettä, se sopii myös kihdin ja reuman hoitoon.

Puna-apilatee on tehokas puhdistaja ja sitä käytetään myös ulkoisesti haavojen ja ihohalkeamien hoidossa.

Vadelman lehtiä ja marjoja käytetään rohtoina. Vadelman lehtien parkkiaineet parantavat ripulia ja supistavat limakalvoja.

Vadelmaa käytetään limakalvojen tulehduksiin, ruoansulatus- ja virtsatievaivoihin sekä ripuliin. Vadelman lehdet lisäävät myös hiukan virtsaneritystä.

Vadelman lehtien sisältämä fragafiini rentouttaa kohdun lihaksistoa ja sisäelimiä sekä jouduttaa kohdun supistuksia. Siitä on apua myös kivuliaissa kuukautisissa sekä raskauden aikana, ja sen lisäksi se nopeuttaa ja helpottaa synnytystä ja auttaa myös jännittyneisyyteen ja hermostuneisuuteen.

Vadelman marjat ovat lievästi ulostavia. Vadelman siementen sisältämällä öljyllä on antioksidanttista vaikutusta. Vadelman on todettu lisäksi ehkäisevän myös kasvaimia.

Ahomansikka on tunnettu myös arvostettuna rohdoskasvina. Ahomansikkaa on sanottu vilvoittavaksi janon sammuttajaksi ja ulostuttavaksi.

Ahomansikasta on valmistettu keitettä ummetuksen hoitoon. Mansikanlehtiteetä on käytetty ripulin hoitoon. Vettä, jossa mansikoita on liotettu, on käytetty silmätulehduksen lääkkeenä. Tuoreista mansikoista puristettua voidetta on käytetty erilaisten ihottumien hoidossa.

Haapaa on käytetty verta puhdistavana rohtona keittämällä nuorista juurista ja silmikoista keitettä.

Kamomillaa on yleisesti käytetty vatsavaivoihin ja sen rauhoittavia ominaisuuksia on käytetty muutenkin hyväksi. Kamomilla hauteet lievittävät kipuja ja kamomillaa käytetään myös jalkakylvyissä. Myös erilaisten haavojen hoidossa on kamomillan puhdistavia ominaisuuksia käytetty hyväksi. Kamomillan käyttöä suositellaan nykyään suun ja nielun tulehdusten sekä huonosti paranevien haavojen hoitoon.

Kamomilla on hyvä yleisrohto ja siinä on vaikuttavia aineita melkein mihin tahansa vaivaan.

Kanervaa on käytetty lievien bakteeriperäisten munuais- ja virtsateiden tulehdusten hoitoon. Sillä on lievä diureettinen vaikutus. Kanervankukkateetä on käytetty myös unettomuuden hoidossa.

Puolukalla on monia hyviä terveysvaikutuksia. Säännöllinen ja pitkäaikainen puolukkamehun juonti alentaa kohonnutta verenpainetta ja parantaa verisuonten toimintaa.

Puolukassa on paljon flavonoleja, jotka toimivat antioksidantteina, eli ehkäisevät solujen hapettumista. Kivennäisaineista erityisesti mangaania on puolukassa. Puolukassa on myös runsaasti polyfenoleita, ja ne alentavat sydän- ja verisuonisairauksien riskiä.

Puolukalla on positiivisia vaikutuksia suoliston bakteerikantaan. Puolukoilla on havaittu olevan myös syöpää ehkäiseviä vaikutuksia.

Puolukassa on myös ominaisuuksia, jotka ehkäisevät rasvaisen ruokavalion aiheuttamaa lihomista sekä haitallista sisäelinrasvaa. Puolukka voi kumota lihavuuden haittoja ehkäisemällä matala-asteista tulehdusta sekä haitallisia sokeri- ja rasva-aineenvaihdunnan muutoksia. Lihavuus aiheuttaa elimistössä matala-asteisen tulehdustilan, sillä lihavuuden kehittyessä rasvakudos laajenee ja erittää elimistöön tulehdusta edistäviä yhdisteitä. Tämä taas altistaa 2-tyypin diabetekselle ja sydän- ja verisuonisairauksille.

Karpalo ja puolukka sisältävät yhdisteitä, joiden on todettu estävän E-coli-bakteerien tarttumista virtsateiden limakalvoille. Puolukasta saadaan yhtäläiset terveyshyödyt niin tuoreena, pakastettuna kuin kuivattunakin.

Karpalon marjoilla on suunnilleen sama voima ja hyöty kuin puolukallakin.

Leskenlehden juuria ja lehtiä on käytetty muinaisista ajoista lähtien yskään ja muihin keuhkotauteihin. Leskenlehteä käytetään ysköksiä irrottavana aineena nielun ja henkitorven tulehduksissa. Leskenlehdessä on kuitenkin alkaloideja, joten sitä ei ole hyvä käyttää paljoa.

Pajun kuori on keitettynä avuksi vilustumisessa ja kuumeessa. Pajunkuori sisältää salisyylihappoa.

Pakurikääpä sisältää betuliinia, joka on bakteereja tappava aseptinen aine. Pakurikäävässä on muun muassa booria, kromia, kuparia, mangaania, seleeniä, sinkkiä, antimonia, bariumia, vismuttia, kalsiumia, cesiumia, rautaa, germaniumia, magnesiumia, fosforia, kaliumia, rubidiumia, piitä, rikkiä, B1-, B2-, B3-, B5-, B6- ja D2-vitamiineja, beeta-D-glukaania, proteiineihin kiinnittyneitä xylogalaktoglukaaneja, alfaglukaaneja, heteroglukaaneja, lanosteroleita, ergosteroleita, betuliinia, betuliinihappoa, lupeolai- ja muita betuliinijohdannaisia, melaniineja, superoksidismutaasia, useita fenolihappoja, polyfenoleja, oksidoituneita triperteenejä, peptidejä, inotidolia, inobliini A-C:tä, felligridiini D:tä, E:tä ja G:tä, styrylpyrooneja, tanniineja, ergosteroliperoksideja, triterpenoidaalisia saponiineja, paljon lanostaani-tyypinitriterpenteejejä, 15 erilaista flavonoidia, 9:ää erilaista bentsoehapon johdannaista, hispidiinin analojeja,sekä noin 60 erilaista eteeristä öljyä.

Pakuri sisältää runsaasti kitiini-nimistä polysakkaridia, joka on hyödyksi sydän- ja verisuonisairauksien sekä maksasairauksien hoidossa. Lisäksi pakuri auttaa ylläpitämään tervettä verensokeritasoa ja parantaa mielialaa.

Pakuri sisältää paljon betaglukaaneja, jotka tasapainottavat kehon immuunijärjestelmää. Pakuri vahvistaa siis immuunijärjestelmää tarvittaessa, mutta myös vaimentaa sitä, jos se on yliaktiivinen. Pakuri aktivoi immuunisolut, jotka taistelevat syöpää vastaan. Pakuri auttaa verisuonia pysymään terveinä ja lievittää ärtymystä. Pakuri voi helpottaa myös kipuja, hermosairauksia sekä diebetestä.

Pakurin sisältämä betuliinihappo laskee LDL-kolesterolia ja pakurin sisältämä kitiini-niminen polysakkaridi on hyväksi sydän- ja verisuonisairauksien, suolistosairauksien ja maksasairauksien hoidossa. Beetaglukaanit tukevat immuunipuolustusta sekä auttavat kolesterolitasojen ja verensokerin hallinnassa. Lanosterolilla on viruksilta suojaava vaikutus. Pakurissa on runsaasti luonnollista mustaa pigmenttiä melaniinia, joka on voimakas antioksidantti.

Maitohorsma on hyvä ruoka- ja teekasvi, mutta se auttaa myös immuunijärjestelmää, ruoansulatuselimistöä ja samalla koko suolistoa.

Tässä on myös muutamia lääkinnällisiä kasveja, joita voi kasvattaa kotona:

Aloe veraa voi helposti kasvattaa kotona. Se on yksi kaikkein helppohoitoisimmista lääkekasveista. Aloe vera istutetaan kukkaruukkuun ja laitetaan sellaiseen paikkaan, jossa se saa paljon auringonvaloa, esimerkiksi ikkunalle tai parvekkeelle. Aloe veralle annetaan harvakseltaan vettä. Sen lehdissä oleva geelimäinen hedelmäliha sisältää vettä, entsyymejä ja aminohappoja, jotka rauhoittavat ja uudistavat ihoa. Aloe vera sopii hyvin lääkkeeksi auringonpolttamalle iholle.

Aloe veraa käytetään sillä tavalla, että kasvista napataan lehti irti ja lehden sisältä kaavitaan geelimäinen aine talteen. Aloe vera kasvaa paremmin saviruukussa kuin muoviruukussa. Ruukkuun laitetaan perusmultaa, johon lisätään puolet rahkasammalta. Ruukun pohjalle levitetään joitakin kerroksia pikkukiviä veden suodattumisen parantamiseksi. Aloe vera kaipaa paljon suoraa auringonvaloa, eikä se menesty kylmässä.

Minttu on myös helppo kasvi kasvattaa. Mintun voi istuttaa aivan mihin vuodenaikaan tahansa. Mintusta on sellainenkin apu, että se pitää loitolla mehiläiset ja muutkin hyönteiset. Mintullekin on oltava saviruukku, johon laitetaan pohjalle muutama kerros pikkukiviä, ja ruukku täytetään perusmullalla. Mintulle sopii kasvupaikaksi mieluummin sellainen paikka, johon aurinko ei paista aivan suoraan, mutta paikka on kuitenkin valoisa. Minttu sopii monenlaiseen juomaan ja jälkiruokaan mausteeksi sellaisenaan tai lisukkeeksi.

Salvia on ollut jo kauan aikaa tunnettu parantavista vaikutuksistaan. Sitä käytetään paljon liha- ja kalaruoissa mausteena. Salvian maku on parhaimmillaan keväällä sen tuoreissa lehdissä. Salviaa on paras kasvattaa saviperäisessä maassa tai mullassa, liiallisen veden poistosta on syytä huolehtia.

Salvia tarvitsee reilusti auringonvaloa, joten se on parasta kasvattaa parvekkeella, puutarhassa tai ikkunalaudalla. Salvialla on rentouttava vaikutus, ja se helpottaa ruoansulatusta, vähentää tulehduksia ja lievittää myös päänsärkyä.

Persilja on niin tuttu ja yleinen yrtti, että yleensä sen lääkinnällisiä ominaisuuksia ei tulla ajatelleeksi. Persiljaa voidaan käyttää sellaisenaan tai kuivattuna melkein mihin tahansa ruokaan tai vaikka leivän päällä.

Persilja poistaa myrkkyjä ja kuona-aineita. Persilja puhdistaa munuaisia, raikastaa hengitystä, suojelee immuunijärjestelmää, lisäksi siinä on runsaasti rautaa.

Persiljaa kannattaa nauttia teelusikallisen verran päivässä, että sen lääkinnälliset vaikutukset tulevat hyödynnettyä.

Persilja tarvitsee viitisen tuntia auringonvaloa päivittäin, jonka jälkeen se pitäisi mieluummin olla varjossa. Tarvitaan pieni ruukku, jossa on hiukan multaa, rahkasammalta ja pohjalla kivikerros. Persilja kasvaa hitaasti, joten sen kasvattaminen vaatii kärsivällisyyttä.

Kamomillaa nautitaan yleensä teenä, koska se rauhoittaa ja rentouttaa. Kamomilla helpottaa unen saantia, vähentää hermostuneisuutta ja säätelee sydämen ja verenkierron toimintaa.

Kamomillan kasvattaminen on helppoa. Kamomilla istutetaan kesällä, silloin kun kesä on kaikkein kuumimmillaan. Tarvitaan tummaa ja mehevää multaa sekä hiekkaa veden suodattumisen parantamiseksi. Kamomilla ei pidä suorasta auringonvalosta, mutta tarvitsee kuitenkin valoisuutta.

Kamomillan kukat napataan irti silloin, kun sen kaikki terälehdet ovat auenneet, ei vielä nupullaan olevia kukkia.

16. TURVALLISUUS

Kun tuntemattomaan maastoon lähdetään, on hyvä olla mukana jonkinlainen kaivuväline talvioloissa, jolla voidaan kaivaa hätätilanteessa lumiluola. Kun joudut kaivamaan lumiluolaa, yritä varmistaa, että lumen syvyys on vähintään 1,5 metriä. Älä edes yritä tehdä katosta lumilohkareista, sillä se ei yleensä onnistu kovassa tuulessa.

Kaiva ensiksi lumeen suora kuilu alaspäin, ja laajenna alaosaa sitten tilavaksi luolaksi. Tällaisen luolan kaivaminen onnistuu myös puukon tai katkenneen suksen kappaleen avulla, mutta siihen kuluu aikaa. Vähintään puoli tuntia kuluu, ennen kuin pääset tuulelta suojaan edes hetkeksi.

Sisääntuloaukon tukkiminen sisäpuolelta käsin on suurin haaste. Pressu olisi siihen paras, mutta harvemmin sattuu olemaan mukana, mutta hätätilanteessa voidaan rinkkakin leikata rikki ja tehdä siitä oviaukon suojus.

Kasvot kannattaa peittää huivilla tai muulla vastaavalla, että uloshengitysilman lämpö alkaa lämmittää myös kasvoja. Samalla myös sisäänhengitysilma tulee lämpimämmäksi. Tämä on pieni ja tärkeä yksityiskohta. Missään nimessä älä ajattelekaan, että ei pitäisi nukkua. Joka tapauksessa jossain vaiheessa nukahdat. On parempi yrittää nukahtaa mahdollisimman aikaisessa vaiheessa, ennen kuin on yliväsynyt. Muovipussit ja jätesäkit ovat erinomaisia apuvälineitä lämmön varastoinnissa, kun niitä kääritään peitoksi.

Jos sinulla ei ole kompassia, on hyvä painaa mieleen joitakin luonnonmerkkejä, joista on apua suunnan määrittämisessä. Puiden pohjoispuolella kasvaa enemmän ja myös korkeammalla sammalta, naavaa ja jäkälää. Muurahaispesät ovat avoimempia eteläpuolella, kun taas niiden pohjoispuolella kasvaa enemmän varpuja ja heiniä.

Koivujen tuohi halkeilee etelän puolelta ja taas käpristyy ja on harmaampaa pohjois- ja koillispuolella. Mäntyjen runkojen tumma kaarna nousee korkeammalle pohjoispuolella. Yksin kasvavien havupuiden alimmat oksat ovat pisimpiä etelän puolella.

Harmaat jäkälät kasvavat useimmiten kiven eteläpuolella.

Tiheimmät ja vahvimmat oksat ovat yleensä rungon etelä- ja lounaispuolella.

Vuoret ja kalliot ovat yleensä loivempia pohjoispuolelta kuin eteläpuolelta. Pohjantähti on aina katsojasta pohjoiseen.

Etelän voi määrittää myös auringon ja viisarikellon avulla. Kun tuntiviisari osoittaa kohti aurinkoa, on etelä tuntiviisarin ja kello kahdentoista välissä.

17. RAVINTOA LUONNOSTA

Pelkällä luonnonmuonalla voi tulla hätätapauksessa toimeen pitkiäkin aikoja. Ja siihen omavaraisuudessa olisi hyvä tähdätäkin, sillä kriisitilannetta varten kerätty isokin varasto loppuu aikanaan ja silloin joudutaan kysymysten äärelle, että mistä saadaan lisää aineksia varastoon, jos kriisitilanne jatkuu. Tässä tilanteessa on etsittävä ravintoa luonnosta.

Luonnossa kaikkein yksinkertaisin ja helpoin hätäravinto ovat marjat. Ne ovat hyvänmakuisia ja niitä löytyy loppukesästä ja syksyllä runsaasti mistä päin tahansa suomalaisessa luonnossa.

Marjat sisältävät vettä 80-85 prosenttia, joten niissä on suhteellisen vähäisesti energiaa. Päivän energiantarvetta varten olisi syötävä marjoja 1,2-3 kiloa vuorokaudessa. Marjoissa on paljon hiilihydraatteja ja puolet niistä on yksinkertaisia sokereita, jotka elimistö voi nopeasti hyödyntää, joten marjoja syömällä saa kuitenkin nopeasti virtaa väsyneeseen kehoon.

Marjat sisältävät myös runsaasti kivennäisaineita ja vitamiineja, varsinkin C-vitamiinia. Marjoja on saatavilla keskikesästä aina lumentuloon saakka, mutta myös keväällä voi löytyä pälvipaikoilta karpaloita, puolukoita ja variksenmarjoja.

Suomen luonnonmarjoista voidaan käyttää sellaisenaan suoraan ravinnoksi puolukkaa, sianpuolukkaa, mustikkaa, mesimarjoja, lillukkaa, mansikkaa, vadelmaa, pihlajanmarjoja, ruusunmarjoja, katajanmarjoja, juolukkaa, lakkaa, variksenmarjoja, karpaloa, riekonmarjaa, ruohokanukkaa, tuomenmarjoja, tuomipihlajan marjoja, orapihlajan marjoja ja tyrniä.

Myös musta- ja punaherukkaa kasvaa luonnonvaraisena, joita voi myös käyttää ravintona sellaisenaan, mutta punaherukan näköistä taikinamarjaa on viisainta olla käyttämättä, koska se sisältää nukuttavasti vaikuttavaa lääkeainetta.

Suomessa nykyisin harvinaisen pähkinäpensaan pähkinöitä voi syödä sellaisenaan, mutta tammenterhoja ei voi raakoina syödä, koska ne sisältävät parkkihappoja, joten ne on ennen käyttöä keitettävä tai paahdettava.

Suurin osa suomalaisista lakkisienistä on syötäväksi kelpaamattomia, mutta syksyisin metsät ovat kuitenkin myös täynnä syötäväksi kelpaavia monenlaisia ja -laatuisia ruokasieniä.

Enin osa käyttökelpoisista ruokasienistä on tatteja, haperoita, rouskuja ja lampaankääpiä. Keväisin löytyy huhtasieniä ja korvasieniä, kesä-heinäkuussa vain harvoja sieniä, lähinnä hyvin kuivuutta kestäviä mesisieniä, joitakin tattilajeja ja haperoita.

Sienet sisältävät energiaa melko vähän, päivittäisen tarpeen tyydyttämiseksi sieniä pitäisi syödä 3,5-5 kiloa. Suurin osa sienistä on helposti sulavassa muodossa olevaa proteiinia, joten sienet ovat oivallinen apu nälkiintymisen torjunnassa.

Sienissä on myös runsaasti seleeniä ja muita kivennäisaineita, sekä niissä on myös B-ryhmän vitamiineja ja ne ovat ainoita kasvituotteita, joissa on myös D- vitamiinia.

Sienet ja marjat täydentävät toisiaan erinomaisesti ja sopivat sen vuoksi oivallisesti hätäravinnoksi. Kasveja ravinnoksi käytettäessä niiden marjojen ja hedelmien syönti on helpoin tapa hyödyntää niitä.

Kasvien lehdet voidaan valmistaa ravinnoksi salaatin tapaan tai keittämällä. Päivittäistä energiantarvetta varten olisi lehtiä syötävä 1-7,5 kiloa. Tällaista määrää on mahdotonta tietenkin syödä, mutta yhdessä marjojen ja sienien kanssa niistä on iso apu näläntunteen poissa pitämisessä. Lehdet sisältävät myös runsaasti karoteenia, C-vitamiinia, sekä monia suojaravinteita.

Myös heinäkasveja voidaan käyttää hätäravintona. Tällaisia ravinnoksi sopivia heinäkasveja meillä Suomessa ovat esimerkiksi viljalajit, sokeriruoko, sekä useimmat laidunkasvit.

Heinäkasveista voidaan keväällä käyttää ravinnoksi juurakoissa esiintyviä valkoisia juuriversoja tai kokonaisia juurakoitakin, nuoria versoja ja ituja. Syksyisin heinäkasvien siemenet sopivat jauhojenjatkeeksi leivonnassa, sekä puuroissa, velleissä ja muhennoksissa.

Villivihanneksia ovat yleensä luonnonvaraisesti kasvavat kasvit ja puun osat, joita voidaan syödä. Monet villivihannekset ovat vanhastaan tuttuja kasveja, joten paneudunkin tässä kirjassa lähinnä helposti saatavilla oleviin aineksiin.

Tällaisia ovat muun muassa nokkonen, voikukka, vuohenputki, piharatamo, siankärsämö, sekä pihlajan ja kuusen silmut. Villivihannesten paras sesonkiaika on varhain keväällä, mutta kyllä niitä voi kerätä ympäri vuodenkin. Eri vuodenaikoina kerätään villivihanneksia eri tarkoituksiin. Lehdet kerätään aikaisin keväällä, juuri kun ne ovat avautuneet. Silloin niiden maku on parasta ja ravintosisältö rikkaimmillaan. Kukat kerätään niiden avauduttua myöhemmin keväällä tai kesällä. Siementen keruuaika on elo-syyskuussa, kun ne ovat kypsyneet. Juuret kerätään aikaisin keväällä tai myöhään syksyllä.

Kalastaminen on erinomainen ja helppo tapa hankkia ravintoa luonnosta. Kalaruokia on helppo valmistaa nuotiolla, koska kala kypsyy nopeasti. Eräolosuhteissa kala ei säily kuin vähän aikaa, mutta säilyvyyttä voidaan parantaa kuivattamalla, runsaalla suolaamisella ja savustamisella.

Sieniä on helppo kerätä ja valmistaa ravinnoksi, mutta mitään muita sieniä ei saa kerätä kuin vain niitä, jotka varmuudella osaa tunnistaa ruokasieniksi.

Tuoreita sieniä voi paistaa voissa pannulla. Sieniä voi säilöä myös kuivattamalla. Osa sienilajeista voidaan keittää, mutta korvasienet on ryöpättävä vähintään kahdesti väljässä vedessä ennen ruoaksi käyttämistä.

Maan päällä on oikeastaan hyvin harvassa sellaisia paikkoja, missä mitään kasveja ei kasvaisi. Aina yleensä löytyy jonkinlainen puu, pensas, köynnös, ruoho tai jäkälä, josta voi lehtiä, siemeniä tai hedelmiä syödä tai vaikka koko kasvin käyttää ravintona.

On tärkeää tuntea yleisimmät kasvit, niin myrkylliset kuin syötävätkin, ja on tärkeää tuntea niiden levinneisyysalueet ja kasvupaikat. Kasvien ravintoarvot vaihtelevat lajeittain, mutta kasvupaikalla, valoisuudella ja maaperällä on myös merkityksensä.

Kasveissa on monia tärkeitä vitamiineja ja kivennäisaineita, sekä valkuaisaineita ja hiilihydraatteja. Joissakin kasveissa on myös rasvaa ja kaikissa kasveissa on suolen toimintaa edistävää ravintokuitua.

Ei kannata kuitenkaan syödä yhtä ja samaa kasvia kovin paljoa kerrallaan. Aina kun ollaan totuttelemassa uuteen kasviin, kannattaa aloittaa ensin pureskelemalla pientä palasta tuoreesta kasvista tai sekoittamalla sitä muun ruoan kanssa. Vatsa kannattaa totuttaa uusiin ruokiin vähitellen, niin enimmiltä vatsavaivoiltakin on helpompi välttyä.

Jos kokeilet jotakin uutta kasvia, muista seuraavat ohjeet: Jos teitä on useita, antakaa vain yhden henkilön tehdä se. Jos pienikin epäilys tulee kasvin turvallisuudesta mieleen, on parempi jättää koko kasvi syömättä.

Jos maha tulee kipeäksi, kannattaa oloa helpottaa juomalla runsaasti lämmintä vettä. Sen jälkeen on oltava syömättä niin kauan, että kivut ovat loppuneet. Jos kivut ovat kovia, kannattaa yrittää oksentaa työntämällä sormet kurkkuun. Jos hiilitabletteja sattuu olemaan mukana, niillä saa yleensä vatsan rauhoittumaan. Hiilitablettien korvikkeena voidaan hätätilassa käyttää myös valkoista puuntuhkaa sekoittaen sitä veden kanssa puuroksi. Tätä seosta ottamalla saa myös vatsaan joutuneita myrkkyjä sidottua hiileen ja sen jälkeen oksennettua maha voi rauhoittua.

Yritä tunnistaa kasvi. Jos kasvi on limainen tai toukkainen, sen parhaat päivät ovat ohi ja siinä ei ole enää muuta ravintoa jäljellä kuin toukat ja etanat. Joidenkin kasvien kemiallinen koostumus muuttuu niiden vanhetessa ja ne muuttuvat myrkyllisiksi. Murskaa pieni osa kasvia, ja jos se haiskahtaa karvasmantelilta tai persikalta, heitä se pois.

Jos hankaat kasvia kevyesti tai puristat siitä nestettä herkkään kohtaan iholle, ja jos siitä aiheutuu kutinaa tai turpoamista tai muita epämiellyttäviä tuntemuksia, on viisaampaa heittää koko kasvi pois.

Jos iho ei kuitenkaan tästä ärtynyt, voidaan edetä seuraavaan vaiheeseen. Jokaisen vaiheen jälkeen odotetaan viitisen sekuntia, että mahdolliset haittavaikutukset ehtivät ilmaantua.

Otetaan pieni kasvin osa huulille. Siirretään se sitten suupieleen. Asetetaan se kielen kärjelle. Siirretään se kielen alle. Purraan kasvia hieman. Jokaisessa vaiheessa, jos tuntuu jotain epämiellyttävää, kuten ärsytystä kurkussa, kirvelyä tai polttavaa tunnetta, on syytä hylätä kyseinen kasvi lopullisesti. Seuraavassa vaiheessa niellään pieni osa kasvista ja odotellaan viitisen tuntia. Sinä aikana ei saa syödä mitään muuta. Jos minkäänlaista kirvelyä suussa ei ole ilmaantunut, eikä jatkuvaa röyhtäilyä tai pahoinvointia, eikä mahakipuja tai mitään muitakaan ikäviä oireita, voidaan tätä kasvia pitää syötäväksi kelpaavana.

Kasveja on helppo keräillä hiukan sieltä ja täältä, mutta varminta on niiden kerääminen järjestelmällisesti. Nuoret ja hennonvihreät versot ovat tavallisesti hyviä ja helposti purtavia.

Jotkin siemenet sisältävät tappavaa myrkkyä. Jos satut vahingossa maistamaan niitä, se ei vielä ole kovin vaarallista, mutta niitä ei kannata missään nimessä niellä.

On tehtävä ensiksi syötävyyskoe. Sellaiset siemenet, jotka maistuvat pahalta, kitkerältä tai tuliselta, on viisaampi jättää syömättä.

Jotkin tähkät sisältävät isoja mustia jyviä tavallisten jyvien tilalla. Torajyväksi kutsuttu sieni on muuttanut tavalliset jyvät tällaisiksi mustiksi torajyviksi. Niissä on hyvin myrkyllistä lysergiinihappoa, joka aiheuttaa pahoja hallusinaatioita ja voi johtaa jopa kuolemaan.

Sienistä taas keskisuuret sienet ovat helpompia tunnistaa. Kannattaa poimia aina koko sieni, sillä pelkästä lakista sienen tunnistaminen voi olla hieman epävarmaa, koska jalassa saattaa olla tärkeitä yksityiskohtia.

Seuraavassa joitakin luonnosta löytyviä kasveja, joita voi hyvin käyttää ruoaksi:

Haavan keväiset silmut ja jälsi voidaan keittää hyytelömäiseksi massaksi, jota voidaan syödä hätäravintona.

Humalasta kerätään nuoret versot, jotka käytetään parsan tapaan suolavedessä keitettyinä.

Islanninjäkälää keväällä kerättynä koko kasvia voidaan käyttää leipänä, puurona ja muhennoksena.

Juolavehnästä kerätään juurakot, joita käytetään jauhoina, siirappina, kahvinkorvikkeena sekä tee-aineksena. Juolavehnän juurakot ovat myöhään syksyllä ja aikaisin

144

keväällä hyvin tärkkelys- ja valkuaisainepitoisia, ja niitä voidaan käyttää keitettyinä ravinnoksi.

Järvikaislan juurakot ja nuoret versot käytetään jauhoina ja parsan tapaan suolavedessä keitettynä. Myös valkoinen varren tyviosa voidaan keittää hätäravinnoksi.

Järviruo' on varteen puhkaistusta haavasta pursuu nestettä, joka hyytyy ilman vaikutuksesta kumimaiseksi massaksi ja maistuu makealle. Sitä voidaan syödä sellaisenaan tai paahtaa ruskeaksi sokerinkorvikkeeksi.

Kallioimarteen nuoret kevätversot huuhdellaan puhtaiksi niitä peittävästä villasta ja niitä keitetään 20-30 minuuttia. Syödään parsan tapaan. On kuitenkin varottava sekoittamasta tätä kasvia myrkylliseen alvejuureen. Kallioimarteen sokeripitoinen juurakko kelpaa hätäravinnoksi tai makeutusaineeksi.

Kanankaalin lehdet ja lehtiruusukkeet kerätään, ja ne käytetään salaattina tai voileivän päällä.

Kanervan kukat kerätään kesällä ja käytetään teen aineksina.

Katajan nuoret versot voidaan käyttää tee-aineksina, kaljan mausteena sekä savustuksessa. Katajan marjat, jotka

145

oikeastaan ovat käpyjä, voidaan syödä hätäravintoja vaikka sellaisenaan. Niissä on hedelmäsokeria.

Ketohanhikista kerätään juurakot, jotka käytetään keitoissa ja muhennoksissa palsternakan tapaan. Lehdet valmistetaan varhain keväällä pinaatin tapaan hätäravinnoksi. Juuret voidaan syödä keitettyinä tai paahdettuina, mutta myös raakoinakin, ne ovat ravintorikkaita aikaisin keväällä ja myöhään syksyllä.

Koiranputkesta kerätään nuoret lehdet, jotka käytetään pinaatin tapaan keitoissa ja muhennoksissa. Myös koiranputken juuret voidaan syödä keitettyinä aikaisin keväällä tai myöhään syksyllä. On kuitenkin syytä varmistautua, ettei sekoita koiranputkea myrkyllisiin sarjakukkaiskasveihin.

Koivusta kerätään mahla ja nuoret lehdet, joita käytetään juomana, siirappina, tee-aineksina, tuoreena persiljan tapaan sekä salaatissa.

Kuminasta kerätään nuoret lehdet, joita käytetään vihannesten tapaan sekä keitoissa että muutenkin. Myös kuminan juuret voidaan käyttää liemijuuresten tapaan keitoissa.

Kuusesta kerätään kerkät, ne käytetään juomassa, siirapissa ja hyytelössä. Nuoret kerkät voidaan syödä myös raakoina. Havut ovat ympärivuotista tee-ainesta. Kuusen havuissa on runsaasti C-vitamiinia.

Käenkaalin lehdet voidaan käyttää sellaisenaan hätäravinnoksi, mutta on kuitenkin vältettävä niiden runsasta syöntiä, koska ne sisältävät paljon oksaalihappoa.

Lehmuksesta kerätään kukat ja nuoret lehdet, joita käytetään tee-aineksina.

Lepän lehdet ja nila sopivat myös hätäravinnoksi keitettynä.

Leskenlehdestä kerätään nuoret versot ja lehdet, joita käytetään pinaatin ja kaalin tapaan sekä muhennoksiin että keittoihin.

Lutukan keväiset nuoret aluslehdet keitetään muiden pinaatin tapaan käytettävien kasvien joukossa.

Maitohorsmasta kerätään nuoret versot ja lehdet, jotka käytetään salaattina, tee-aineksina, sekä parsan tapaan. Myös juurakot voidaan käyttää jauhoina ja paahdettuina kahvin korvikkeena. Kuivatut horsman lehdet ovat hyvää tee-ainesta. Maksaruohon juuret ja lehdet voidaan käyttää hätäravinnoksi raakoina tai valmistaa myös keittämällä.

Mesiangervon nuoret lehdet voidaan käyttää tee-aineksina.

Mukulaleinikin nuoret lehdet käytetään salaattina ja pinaatin tapaan muhennoksissa ja keitoissa.

Männystä kerätään kerkät ja kuorikerros, jotka käytetään tee-aineksina, juomana, hyytelönä, jauhoina ja pettuleipänä. Männyn nuoria vuosikasvaimia voi syödä aikaisin keväällä raakoina. Kuorikerroksen alla olevaa pettua voidaan syödä keitettynä tai myös raakana. Pettua keitetään noin 20 minuuttia. Pettu sisältää noin 60 prosenttia sulavaa valkuaista ja raakarasvaa 4,2-7,3 prosenttia. C-vitamiinia on petussa myös runsaasti. Nuorten 10-30 senttimetrin mittaisten männyntaimien juuret ovat pehmeitä ja kelpaavat hätäravinnoksi raakoina tai keitettyinä ympäri vuoden.

Nokkosen nuoret lehdet kerätään ja käytetään tee-aineksina, pinaatin tapaan, keittona, piirakassa ja muhennoksena.

Nokkosen lehdet ovat käyttökelpoisia koko kesän pinaatin tapaan käytettyinä.

Nurmitatarin juuret keitetään tai paahdetaan syksyllä. Myös sen siemenet ovat syötäviä raakoinakin.

Osmankäämien juurien ydinosa kuoritaan esiin ja sitä keitetään noin 20 minuuttia kuten perunaa. Juurissa on paljon kuituja, joten ne on parasta paloitella ensin parin sentin paloihin. Nuoret juuriversot ja varren ydinosa voidaan syödä sekä keitettynä että raakana, mutta niitä voi paahtaa myös nuotiolla.

Pajun lehtiä voidaan käyttää nuorina hätäravinnoksi varhain keväällä, mutta myös pajun nila kelpaa hätäravinnoksi.

Peltokanankaalin nuoret lehdet voidaan aikaisin keväällä käyttää ravinnoksi raakoinakin. Kitkeryyden voi poistaa vanhemmista lehdistä välillä keitinvettä vaihtamalla.

Pihatähtimön pienet lehdet syödään raakoina tai keitettyinä ennen kukintaa. Sitä on hyvä sekoittaa muiden pinaatin tapaan käytettävien kasvien joukkoon.

Pihlajan lehdet kelpaavat hätämuonaksi muiden syötävien lehtien joukossa. Myös pihlajan nila sopii hätäravinnoksi.

Pihlajasta käytetään myös marjat marmeladina, soseena, mehuna ja hyytelönä.

Poimuhierakan nuoret keväiset versot voidaan syödä pinaatin tapaan hätäravintona. Keitinveden vaihtaminen parantaa makua.

Poimulehden nuoret lehdet käytetään salaattina, muhennoksena ja keitoissa. Nuoret lehdet voidaan käyttää raakoina, mutta vanhemmat lehdet keitetään ennen syömistä.

Poronjäkälää on liotettava ensiksi muutaman tunti, sitten se keitetään. Jäkälät ovat yleensä tärkeää hätäravintoa pohjoisella pallonpuoliskolla. Niissä on paljon vitamiineja. Jäkälät on kuitenkin aina keitettävä, sillä niissä on kitkerää happoa, joka aiheuttaa mahavaivoja. Jäkäliä voi paahtaa myös rapeiksi tulella.

Puna-apilan nuoret lehdet käytetään salaatissa ja muhennoksessa. Apilan kukat kelpaavat raakoinakin hätäravinnoksi. Lehdet on aina keitettävä ennen käyttöä. Myös apilan juurta voidaan käyttää hätäravintoja aikaisin keväällä ja myöhään syksyllä. Puna-apilan kukat voidaan käyttää myös leivässä.

Rantavehnän juurakoita voidaan syödä hätäravintona aikaisin keväällä tai myöhään syksyllä joko raakoina tai keitettyinä sekä haudutettuina puuroiksi ja velleiksi.

Ratamon nuoret lehdet käytetään keittoina ja muhennoksissa.

Sananjalkaa voidaan käyttää hätäravintona, mutta ensiksi on syytä varmistautua, että kyseessä ei ole samannäköinen myrkyllinen alvejuuri. Sananjalan nuoret viiden senttimetrin mittaiset kevätversot voidaan syödä pinaatin tapaan keitettyinä. Sananjalka sisältää tiamiinia tuhoavaa entsyymiä ja siksi näitä versoja ei saa käyttää kovin pitkiä aikoja ravinnoksi, koska siinä on olemassa syöpäriski.

Suolaheinästä kerätään nuoret versot ja ne käytetään keitoissa ja muhennoksissa. Myös suolaheinän siemenet voidaan käyttää leivässä. Niittysuolaheinää esiintyy vain Lapissa ja sitä voidaan syödä sekä raakana että keitettynä pinaatin tapaan.

Takiaisen nuoret versot ja lehtiruodit kuoritaan aikaisin keväällä ja syödään joko raakoina tai keitettyinä. Juuret voidaan syödä ennen kukintaa keitettyinä keväällä tai myöhään syksyllä.

Tammen terhot kerätään ja käytetään jauhoina sekä kahvin korvikkeena.

Vaahterasta otetaan mahla ja kerätään silmut. Vaahteran mahlasta saadaan juomaa ja siirappia sekä siemenistä muhennosta. Vaahteran nuoret lehdet, versot, nila ja kukat voidaan käyttää hätämuonaksi sellaisenaan tai keitettyinä.

Vadelmasta marjojen lisäksi voidaan kerätä myös lehdet, joita voidaan käyttää tee-aineksina. Vadelman ensimmäiset nuoret versot voidaan aikaisin keväällä kuoria ja syödä hätäravintona.

Valkoapilan nuoret lehdet käytetään muhennoksissa ja keitoissa. Valkoapilan kukat voidaan käyttää tee-aineksina.

Valvatin juurakot, nuoret versot ja lehdet käytetään kahvinkorvikkeena, salaattina ja parsan tapaan suolavedessä keitettyinä.

Vesiheinän koko maanpäällinen verso käytetään keitoissa ja muhennoksissa.

Voikukan juuret käytetään kahvin korvikkeena, lehdet salaatin tapaan ja muhennoksena. Voikukan lehdissä on kaksikertainen määrä energiaa verrattuna kaaliin. Nuoret lehdet voidaan syödä raakoina. Sekä juuret että lehdet ovat kelvollista syötävää myös keitettyinä. Kitkerää makua saadaan poistettua, kun keitinvettä vaihdetaan välillä. Voikukan juuret sisältävät eniten tärkkelystä varhain keväällä ja myöhään syksyllä. Voikukan kukat voidaan käyttää juomana. Juuret voidaan käyttää myös muhennoksina ja kahvin korvikkeena. Vuohenputken nuoret lehdet käytetään salaattina, muhennoksena ja keitoissa.

Kaikki eläimet kelpaavat ravinnoksi ja jotkin niistä ovat myös helppoja saalistaa, kuten käärmeet ja hyönteiset, mutta toisia eläimiä joutuu pyydystämään ansoilla tai metsästämällä.

Lihaa on yleensä eniten täysikasvuisissa naaraissa ja mitä nuoremmasta eläimestä on kysymys, sitä vähäisempää on lihankin määrä. Aikuisella uroksella liha on rasvaisinta juuri ennen paritteluaikaa, mutta kiima-aikana urokset laihtuvat ja rasvan määrä vähenee jopa niinkin paljon, että jopa luuytimen normaali rasvapitoisuus pienenee. Kesällä eläimet varastoivat rasvaa elimistöönsä talvea varten ja mitä vanhempi eläin on, se on sitä rasvaisempi ja sitä sitkeämpää lihakin on.

Ei ole paljoa sellaisia paikkoja, joista riistaa ei löytyisi ollenkaan. Eläinten jättämistä jäljistä pystyy päättelemään, minkä eläimen jäljet ovat ja sen mukaan on sitten mahdollista valita pyydystysmenetelmä, rakentaa ehkä ansa ja laittaa siihen sopivanlainen syötti. Suurimmaksi osaksi nisäkkäät liikkuvat iltahämärän ja auringonnousun aikoihin, vain vahvimmat ja suurimmat eläimet uskaltavat liikkua päiväsaikaan.

Suurten kasvissyöjien on syötävä usein pitkin päivää saadakseen riittävästi ravintoa. Jotkut pienet kasvissyöjät taas joutuvat syömään usein ja ne joutuvat lähtemään liikkeelle monesti päivässä.

Useimmiten pienet eläimet syövät kuitenkin vain yöllä ja muuttavat käyttäytymistään ainoastaan huonon sään takia. Petoeläimet ovat myös liikkeellä samoihin aikoihin, kuin niiden saalistamat eläimetkin. Useimmat eläimet ovat hyvin tapoihinsa tottuneita ja käyttävät samoja polkuja kulkiessaan ruokapaikan, juomapaikan ja nukkumapaikan välillä.

Nisäkkäitä ja lintuja on paras pyydystää ansoilla. Lanka-ansa on yksinkertaisin pyydys, johon riittää metallilankainen silmukka, joka on tukevasti kiinni paalussa, kivessä tai puussa. Silmukan tarkoitus on pyydystää eläin kaulasta tai jalasta, joten sen korkeus on oltava oikea.

Hieman tehokkaampi malli lanka-ansasta on nostava ansa, johon jännitetään kaarelle puu, jonka latvaosasta viritetty kalastajanlanka tai muu sellainen on kiinnitetty kolottuun laukaisimeen. Kolottu laukaisin on kiinni kiinteässä vastakappaleessa ja laukaisimessa on kiinni silmukka, johon eläin tarttuu jalastaan ja irti rimpuillessaan laukaisee ansan.

Syöttiansa on myös helppo tehdä, siinä on vain lisätty edelliseen ansaan silmukan yläpuolelle syötti naruun, jonka toinen pää on kiinteässä kappaleessa ja toinen pää ansan laukaisimessa.

Jousipyssyllä saadaan nuoleen vauhtia, ja se on yllättävän helppo valmistaakin. Jousi kannattaa tehdä vanhasta kuivasta puusta mieluummin kuin tuoreesta, sillä vanhassa puussa jännitys pysyy. Marjakuusesta saa parhaan jousen, mutta myös kataja, koivu ja paju sopivat siihen hyvin.

Kaaren keskimääräinen ihannepituus on noin 120 senttiä. Kaaresta tehdään noin viiden sentin levyinen keskikohdalta ja sellainen, että se kapenee kärkiä kohti noin puoleentoista senttiin. Päätyihin tehdään lovet narua varten.

Jänteeksi voidaan laittaa mikä tahansa kestävä naru, tai kolmen millin levyinen nahkasuikale, mutta myös vanhan nokkosen säikeistä saadaan punomalla vahva naru. Naru kiinnitetään kaareen niin, että siihen jää aivan pieni jännite. Nuoliksi kelpaa mikä tahansa suora puu, koivu on yksi parhaita. Nuolet tehdään noin 60 sentin pituisiksi ja kuuden millin paksuisiksi. Nuolen päästä saa terävän ja kovan tulella sitä karkaisemalla, mutta myös irtokärkiä voidaan valmistaa. Irtokärkien materiaaliksi sopii mikä tahansa, mistä saa terävän, kuten piikivi, luu ja pelti. Nuolen päähän tehdään lovi ja kärki sidotaan siihen, mieluiten eläimen jänteellä.

Hätätilanteessa madot ovat erinomaista ravintoa. Niissä on hyviä ja tärkeitä proteiineja ja aminohappoja. Matoja on pidettävä nälässä päivän verran ja annettava niiden tyhjentää suolensa.

Madot voi vaikkapa kuivata auringossa. Ne kuivuvat kuumalla kivellä esimerkiksi hyvin. Kun madot ovat kuivia, ne on helppo jauhaa jauheeksi, jota voidaan lisäillä muihin ruokiin. Kuivattuina ja hienonnettuina madot eivät ole niin epämiellyttävän näköisiä ja niiden säilyvyyskin on parempi.

18. SUOLISTOLOISET

Suolistoloiset voivat päästä ihmisen elimistöön ulosteesta tarttuessaan käsiin ja sitä kautta suuhun, mutta myös kypsentämätöntä kalaa syömällä.

Suolistoloisten aiheuttamia oireita ihmisellä ovat rauta-anemia, kalpeus, väsymys, päänsärky, painon laskeminen, kova yskä, kuume, ruokahalun puute, silmät auki nukkuminen, unettomuus, oksentelu, peräaukon seudun kutina, mielialan vaihtelut, joihin liittyy oleellisesti aggressiivinen käytös.

Voit välttää suolistoloisten tartuntaa, kun peset kätesi aina ulostamisen jälkeen ja huolehdit immuniteettisi vahvana pysymisestä syömällä terveellisesti. Myös veden keittäminen on hyvä varotoimi.

On olemassa ihan yksinkertaisia luonnonmukaisia keinoja, joilla saadaan suolistoloiset poistettua elimistöstä. Yksi keino on syödä ananasta ja raakaa valkosipulia kolmen vuorokauden ajan, aamiaisella ja puolilta päivin.

Yksi keino on, että kahteen litraan vettä lisätään muutama tippa sitruunamehua.

Myös persiljauutetta voidaan valmistaa, jota juodaan muutama kupillinen päivässä.

Kun muutama päivä on mennyt tätä puhdistuskuuria, voidaan syödä terveellisesti viiden vuorokauden ajan. Ei pidä kuitenkaan syödä vaaleita jauhoja, valkoista sokeria, maitotuotteita, paistettua ruokaa tai lihaa.

Juodaan paljon vettä ja syödään paljon raakoja kasviksia.

19. MYRKYT JA ELÄINTEN PUREMAT

Kasvimaailmasta löytyy kaksi melko tavallista myrkkyä ja nämä molemmat ovat melko helppoja tunnistaa. Syaanivety maistuu ja haisee karvasmantelille tai persikan siemenelle. Laakerituomen lehdissä on hyvin samankaltaista myrkkyä. Oksaalihappo, jonka suoloja eli oksalaatteja on joissakin kasveissa, kuten raparperissa ja ketunleivissä eli käenkaalissa. Myös kaikkia maitinestettä sisältäviä kasveja on hyvä välttää, ellei ole aivan varma niiden vaarattomuudesta, kuten esimerkiksi voikukka. Punaiset kasvit ovat yleensä myrkyllisiä, joten niitä on syytä välttää. Myös myrkkykatkon varsi on punajuovainen.

On myös vältettävä sellaisia ruohoja ja muita kasveja, joiden varsissa ja lehdissä on pieniä sukasia. Suurennuslasilla katsottaessa huomaa, että nämä sukaset ovat enemmänkin pieniä väkäsiä kuin karvoja. Ne ärsyttävät suun ja suoliston limakalvoja.

Vanhoja ja kuihtuvia lehtiä on hyvä välttää, koska monien kasvien lehtiin muodostuu kuihtumisvaiheessa syaanivetyä. Näitä kasveja ovat muun muassa mustaherukka, vadelma, kirsikka, persikka ja luumu. Kaikkien näiden kasvien lehtiä voidaan kuitenkin syödä, kun ne ovat nuoria, tuoreita tai kuivattuja.

Sananjalan täysin kehittyneitä lehtiä on syytä välttää, sillä niissä oleva aine tuhoaa elimistön B-vitamiinin, joka voi aiheuttaa tappavan verennäivetystaudin. Syö ainoastaan tiukasti rullalla olevia lehtisilmuja. Kaikki pohjoisen pallonpuoliskon lauhkean vyöhykkeen saniaislajikkeet sopivat syötäviksi nuorina, vaikka jotkut niistä ovat kitkerän makuisia ja joissakin on ärsyttäviä karvoja, jotka on paras poistaa ennen syöntiä.

Hernekasveihin kuuluva gastrolabium spinosum sisältää hyvin myrkyllistä fluoriasetaattia, joka maistuu suolalle. Jo kymmenisen grammaa tämän kasvin lehtiä voi tappaa ihmisen. Fluorietikkahappo on yksi myrkyllisimpiä aineita. Fluoriasetaatti on fluorietikkahapon suola.

Hullukaali on yksi myrkyllisimpiä kasveja. Se sisältää kauttaaltaan monia myrkyllisiä aineita, kuten hyoskyamiinia ja atropiinia. Hullukaalin sisältämää skopolamiinia käytetään matkapahoinvointilaastareissa. Hullukaalia kasvaa monesti vanhojen rakennusten lähistöllä, joutomailla ja pelloilla. Hulluruohoa esiintyy Suomessa satamissa, kaatopaikoilla ja joutomailla. Kasvissa olevia alkaloideja on käytetty astman ja Parkinsonin taudin hoidossa.

Myrkkykatko on yksi myrkyllisimpiä kasveja, jonka pahin myrkyllinen aine on koniini, jota löytyy kukkivista ja hedelmiä kypsyttävistä versoista sekä raaoista hedelmistä. Vakava myrkytys aiheuttaa jaloista alkavaa tunnottomuutta, joka etenee ylöspäin kehon yläosaa kohti. Kuolema aiheutuu hengityselinten halvaantumisesta.

Myrkkykeiso on vieläkin myrkyllisempi kuin myrkkykatko. Sen jokainen osa sisältää kikutoksiinia, joka on erittäin myrkyllistä kaikille nisäkkäille. Myrkkykeison rikkoutuneet osat voivat saastuttaa pieniä vesialueitakin, joista juominen aiheuttaa myrkytyksen. Myrkytyksestä seuraa epilepsian kaltainen tila, joka voi johtaa nopeasti kuolemaan.

Myrkkykeiso on yleinen kasvi matalissa rantavesissä. Myrkkykeiso ei haise kuitenkaan pahalle, kuten useimmat myrkylliset kasvit, vaan sen lehdet ja varsi tuoksuvat tillille ja maistuvat persiljalle.

Oleanteri on vähentynyt Suomesta puulämmityksen vähentymisen myötä. Joskus sitä voi löytyä pihakasvina ja se kukkii koko kesän. Oleanteri on pajumainen pensas, joka voi kasvaa viisimetriseksikin. Kasvin lehdissä on tappavan myrkyllistä nestettä.

Risiini on kesäkukka, joka kasvaa 1-2 metrin mittaiseksi. Risiini kukkii heinä-elokuussa, ja vaikka sen kukat ovatkin melko vaatimattomia, niistä kehittyy kuitenkin myrkyllistä öljyä sisältäviä siemeniä.

Rohtosormustinkukkaa kasvatetaan joskus pihoissa koristekasvina. Eteläisessä Suomessa sitä löytyy myös luonnosta. Sormustinkukka viihtyy kosteassa meri-ilmastossa. Rohtosormustinkukan maanpäälliset osat ovat erittäin myrkyllisiä. Sen myrkky vaikuttaa etenkin sydämen toimintaan. Vakava myrkytys voi aiheuttaa kammiovärinän, joka johtaa lopulta kuolemaan. Sormustinkukan kukintaaikana kerättäviä lehtiä käytetään vielä nykyäänkin sydämen vajaatoiminnan hoidossa käytettävien valmisteiden raaka-aineena.

Syysmyrkkylilja esiintyy Suomessa vain koristekasvina. Syysmyrkkylilja voi aiheuttaa vakavan myrkytyksen, jos sitä syödään vähäinenkin määrä. Etenkin sen siemenet ovat erityisen myrkyllisiä. Kasvi sisältää kolkisiinia, joka aiheuttaa polttavaa tunnetta suussa, ripulia, oksentamista ja munuaisten tuhoutumista.

Ukonhatut sisältävät akonitiinia, joka jo pelkästään maisteltuna voi aiheuttaa oireita. Varsinkin ukonhatun juurakko on erityisen myrkyllinen, vaikka koko kasvi sisältää myrkkyä. Muutama gramma ukonhatun juurakkoa riittää aiheuttamaan oireyhtymän, josta on seurauksena tuskallinen kuolema.

Kielon punaiset marjat ja valkoiset kukat ovat myrkyllisiä ja ne voivat aiheuttaa vähäisinäkin määrinä pahoinvointia, ripulia ja vatsaoireita.

Oksalaattia sisältävät kasvit, kuten suolaheinät ja ketunleivät voivat suurina määrinä nautittuna aiheuttaa munuaisvaurioita.

Luonnonoloissa ei välttämättä ole mitään mahdollisuuksia turvautua sairaaloihin eikä lääkäreihin, mutta aktiivihiiltä voidaan käyttää lääkehiilenä. Lääkehiili on monissa myrkytyksissä ensisijainen hoitokeino.

Eläinten puremissa on vaara, koska eläinten suussa olevat bakteerit voivat tartuttaa tauteja ihmiseen. Vesikauhu on vaarallisin ja pitkälle kehittyessään aina hengenvaarallinen.

Puremat voivat johtaa myös jäykkäkouristukseen, vaikka pureman jälkeen ei mitään oireita olisikaan. Eläinten puremat on puhdistettava huolellisesti ja niitä on pestävä vähintään viisi minuuttia niin että eläimen sylki lähtee kokonaan pois haavasta.

Kun käärme puree, on ensisijainen hoito se, että estetään myrkyn leviäminen kehoon. Puremakohtaa on pidettävä vaakatasossa sydäntä alempana.

Myrkky pestään iholta pois, mieluimmin saippualla. Sen jälkeen aloitetaan sitomaan haavan yläpuolelta (esimerkiksi, jos haava on nilkassa, aloitetaan polvesta) puristavaa sidettä. Ei kuitenkaan kiristävää. Side hidastaa näin myrkyn leviämistä. Sen jälkeen haava laitetaan viileään veteen, vaikkapa puroon. Yleensä kyyn purema ei ole hengenvaarallinen.

20. TULIPALOT

Jos tuli pääsee karkaamaan metsässä, sen huomaat savun hajusta. Jos palo pääsee laajenemaan metsäpaloksi, eikä ole mitään toivoa, miten saisit sen sammumaan, tai jos muualla syttynyt metsäpalo lähestyy, ei kannata lähteä säntäämään pakoon, paitsi jos tuli on niin lähellä että enää ei ole muuta vaihtoehtoa.

Vaatteet voivat tuntua ahdistavilta kuumuudessa, mutta niitä ei kannata riisua, koska ne suojaavat ihoa. Savun suunnasta näet tuulen suunnan ja sinne myös tulikin etenee nopeimmin.

Jos mahdollista, niin pyri juoksemaan vastatuuleen, jos se suunta ei ole tulessa. Metsästä kannattaa yrittää löytää puuton alue, johon tuli ei pääsisi leviämään. Joki toimii tällaisena palomuurina erinomaisesti. Vesi on joka tapauksessa paras suoja palonkin keskellä.

Palo leviää nopeimmin kohti ylämäkiä, joten yritä pyrkiä alamäkeen. Hakkuuaukealla tai muulla aukealla alueella on mahdollista juosta liekkien läpi, kun liekit ovat heikompia.

Paljaat kohdat ihosta on peitettävä mahdollisimman hyvin, ja jos sinulla on vettä, kastele vaatteet, hiukset sekä paljas iho. Peitä myös nenäsi ja suusi märällä kankaalla.

Kun muuta keinoa ei ole enää käytettävissä, on viimeinen keino kaivautuminen maahan, ellet ojaan tai aukeallekaan pääse. Kaiva mahdollisimman iso kuoppa. Ota maata takkisi päälle tai muun kankaan päälle, asetu kuoppaan ja vedä multapeitto suojaksesi. Hengitä käsiäsi pitäen nenäsi ja suusi suojana, että saat hieman viileämpää hengitysilmaa. Yritä pidättää hengitystäsi, jos tuli on juuri yläpuolellasi.

Rakennuksessakin savu on ensimmäinen merkki tulipalosta. Tässä vaiheessa yleensä palon voi vielä yrittää sammuttaa sammutuspeitteellä tai muulla isolla kankaalla, kuten matolla tai paksulla verholla. Hiekkakin toimii sammutusaineena, ellei ole vettä tai jauhesammutinta.

Vettä ei kuitenkaan pidä käyttää sähkölaitteen palon sammuttamiseen, ennen kuin olet varma, että olet katkaissut laitteen sähköjohdot. Kondensaattoreissa saattaa vielä sittenkin olla tappavan voimakas virta varastoituneena.

Jos palo on päässyt jo niin suureksi, ettet voi sitä itse sammuttaa, katkaise ensiksi virta pääkatkaisimesta. Sulje sitten kaikki ikkunat ja ovet, että tuli saa mahdollisimman vähän happea.

Vaikka tuli leviää nopeimmin ylöspäin, voi se rakennuksen sisällä kuitenkin romahduttaa lattian, jonka alla oleva kerros on saman tien liekeissä. Tuli leviää pahiten portaikoissa ja hissikuiluissa sekä ilmastointikuiluissa.

Hissiä ei pidä missään nimessä käyttää palavassa rakennuksessa. Ennen kuin avaat mitään ovea, tarkastele, tuleeko välistä savua ja kokeile, onko ovi kuuma. Kuumasta metallikahvasta tietää, että toisella puolella on tulipalo.

Älä mene ylempiin kerroksiin, vaan etsi vaikka huone, jossa on lakanoita tai muuta kangasta, joista voi tehdä köyden. Jos kuitenkin joudut hyppäämään alas, älä hyppää vaan pudottaudu. Yritä solmia köysi, ja vaikka köysi ei yltäisi aivan alas astikaan, se vähentää pudotusmatkaa kuitenkin. Myös patjoja ja tyynyjä kannattaa heittää ikkunasta alas mahdollisesti pehmentämään pudotusta.

21. YDINRÄJÄHDYKSESTÄ SELVIYTYMINEN

Ydinräjähdyksestäkin on mahdollista selviytyä, jos räjähdys ei aivan lähellä tapahdu. Ydinräjähdyksen aiheuttama säteily on tappavaa ensimmäisen minuutin aikana räjähdyksen jälkeen, mutta se kestää vain hetken. Paineaalto ja suora säteily menevät ohitse yhtä aikaa. Kuitenkin jäljelle jäävä radioaktiivinen laskeumakin voi olla aivan yhtä vaarallista.

Radioaktiivinen säteily heikkenee vähitellen. Noin 70 prosenttia radioaktiivisista hiukkasista vaikuttaa enimmäkseen vuorokauden ajan, mutta loput hiukkaset säteilevätkin sitten vuosikausia.

Jos sinulla ei ole käytettävissä valmista bunkkerisuojaa, on paras keino suojautua syvään kuoppaan, jonka katto on peitetty yli metrin paksuisella multakerroksella. Jokin vanhan ajan maakellari on hyvä malli tähän.

Talvioloissa lumisuojaa tehdessä on lunta oltava seinämissä seitsemän metriä, että on radioaktiiviselta säteilyltä suojassa.

Jos räjähdys on tapahtunut sen verran kaukana, että tuho ei ole aivan täydellistä, tällainen kuoppa ja maakerros sen

171

katossa suojaavat paine- ja lämpöaalloilta sekä ionisoivalta säteilyltä.

Jos et ole valmiiksi tehnyt suojaa, ja räjähdys tapahtuu, ala kuitenkin kaivaa välittömästi. Kun kuoppa alkaa olla riittävän iso, laita vaikka kangas katoksi ja jatka kaivamista sisältä käsin. Pelkkä kangaskin suojaa jonkin verran ydinlaskeumalta ja kuoppa suojaa vaikka räjähdys tapahtuisi kesken kaivamisenkin. Yritä saada kuopan päälle kestävä runko ja sen päälle metrin verran multaa.

Jos satut olemaan ulkona ydinräjähdyksen sattuessa, hakeudu suojaan mahdollisimman pikaisesti. Sisälle päästyäsi heitä ulkovaatteet pois ja hautaa ne maahan tai kuopan toiseen päähän. Ulos ei pidä mennä kuin vasta sitten kun se on aivan välttämätöntä. Älä poistu suojasta kahden ensimmäisen vuorokauden aikana ollenkaan.

Jos veden tarve on äärimmäinen, voit nousta suojasta kolmantena päivänä, mutta älä ole maan päällä puolta tuntia kauempaa. Muussa tapauksessa voit seitsemäntenä päivänä mennä ulos puoleksi tunniksi, kahdeksantena päivänä viipyä ulkona jo tunnin ja lisätä vähitellen aikaa niin että kolmantenatoista päivänä ja siitä eteenpäin voit viettää aikaa ulkona jo kahdeksan tuntia päivässä.

Jos vaatteesi tai iho ovat joutuneet kosketuksiin radioaktiivisen aineen kanssa, ne on puhdistettava. Kuopan pohjalta saat multaa, jolla voit hangata vaatteitasi ja ihoasi, jonka jälkeen multa pitää karistaa pois ja heittää ulos.

Jos sinulla on puhdasta kangasta, pyyhi sillä iho. Jos sinulla on vettä käytettävissä reilusti, käytä vettä ja saippuaa ihon pesuun mullan sijasta.

Sido kaikki pienetkin haavat, etteivät alfa- ja beetahiukkaset pääse elimistöön niiden kautta. Kuumuuden ja säteilyn aiheuttamat haavat pitää pestä puhtaalla vedellä ja suojata hyvin. Ionisoivalle säteilylle altistumisen oireita ovat pahoinvointi, oksentelu sekä yleinen heikotus. Iholle ilmestyy harmaita haavaumia.

Silmät on pidettävä peitettyinä, etteivät ne saa enempää hiukkasia. Suun ja nenän eteen kannattaa laittaa kostea riepu, jonka läpi hengittämällä voidaan välttää enempiä radioaktiivisia aineita pääsemästä hengityselimistöön.

Säteilyn vaikutuksesta vereen myös vastustuskyky heikkenee, joten kannattaa yrittää pysytellä vilustumatta ja saamatta hengityselintulehduksia.

Jos ruokatarvikkeet eivät ole olleet räjähdyksen aikana tarpeeksi syvässä suojassa, ovat ne aina jonkin verran saaneet säteilyä. Erityisesti runsassuolaiset ruoat, maitotuotteet ja veden elävistä muodostuva ravinto ovat pahiten saaneet radioaktiivista säteilyä. Myös luu imee säteilyä, joten luinen liha on vaarallisempaa kuin rasvainen liha.

Vettä ei pidä juoda kahteen vuorokauteen räjähdyksen jälkeen, ellei vesi ole aivan erityisessä suojassa säilytettyä. Virtaamattomien paikkojen vettä tulee välttää, etenkin pintavettä ja kaikki juotava vesi tulee ensin suodattaa ja keittää.

Vähiten saastuneita paikkoja veden ottamiseen ovat maanalaiset kaivot ja lähteet, maanalaisissa putkissa ja säiliöissä ollut vesi, syvältä pinnan alta otettu lumi sekä voimakkaasti virtaava vesi. Kannattaa kaivaa kuoppa voimakkaasti virtaavan joen viereen ja antaa sitten veden siivilöityä kuoppaan.

Maan alla elelevät eläimet ovat vähemmän altistuneet radioaktiiviselle säteilylle kuin maan pinnalla elävät. Mäyrät, myyrät, kanit ja muut sellaiset oleilevat paljon maan alla, mutta käyvät kuitenkin välillä ulkona ja saastuvat.

Käytä käsineitä tai muita suojaimia nylkiessäsi ja puhdistaessasi eläintä. Jätä lihaa ottamatta aivan luun vierestä, koska luusto sisältää radioaktiivisesta aineesta 90 prosenttia. Luun ympärille kannattaa jättää muutaman millin paksuinen kerros lihaa. Lihat ja rasvat ovat turvallisinta syötävää, sisäelimet kannattaa heittää pois.

Juurikasvit ja yleensäkin kasvien syömäkelpoiset maanalaiset osat ovat turvallisempia kuin maan päällä kasvavat osat. Ne on pestävä kunnolla ja kuorittava ennen ruoaksi valmistamista.

Sileäkuoriset hedelmät ja vihannekset ovat turvallisempia kuin kasvit, joilla on kurttupintaiset lehdet, koska niitä on vaikeampi pestä.

Jos ydinräjähdys on pienempimuotoinen, kannattaa muistaa seuraavaa: Sähköt katkeaa, lämmitys ja lämpimän veden tulo loppuu, juoksevan veden tuleminen loppuu muutenkin.

Paristokäyttöisellä radiolla saa tietoja ulkomaailmasta, ellei katastrofi ole maailmanlaajuinen. Posti lakkaa kuitenkin kulkemasta, langalliset puhelinyhteydet katkeavat ainakin, myös tukiasemat vioittuvat ja kännykätkään eivät enää toimi.

Aggregaatti on arvossaan tällaisena aikana, kunhan siihen on riittävästi varastossa polttoainetta.

Maaseudulla löytyy aina luonnonvaroja, mutta kaupungeissa se on jo vaikeampaa. Kaupat tyhjenevät ruokatarvikkeista hyvin nopeasti. Puistoista ja puutarhoistakin kaikki syötäväksi kelpaava loppuu nopeasti. Mitä lähempänä maaseutua asuu, sitä paremmat ovat selviytymismahdollisuudet.

Vuoden ruokatarvikkeet olisi hyvä olla varastossa ja varastosta pitäisi aina ottaa käyttöön vanhempia elintarvikkeita ja täydentää varastoja sitä mukaa. Tällöin olisi hätätilanteessa mahdollista selviytyä pitkänkin aikaa. Myös monivitamiineja kannattaa pitää varastossa, koska stressitilanteessa elimistö kuluttaa vitamiineja nopeammin.

Jos koti on osittain tuhoutunut, siitä voidaan vielä rempata jonkinlainen kelvollinen väliaikaissuoja, kunnes päästään perusteellisempaan remonttiin käsiksi.

Vettä on usein katastrofin jälkeen vaikeaa saada, sillä vaikka tulisi tulva, puhdasta juomavettä ei kuitenkaan löydy. Kotona kannattaa pitää vettä hätävarana.

Tulenteko on melko helppoa joka tilanteessa, mutta enemmän vaatii huomiota puhtaus ja hygienia, koska tulehdukset ja tartuntataudit voivat muodostua todelliseksi ongelmaksi kriisitilanteessa.

Jos kriisivaroitus annetaan, kaikki mahdolliset vedensäilytyskeinot on syytä ottaa huomioon. Kylpyammeeseen mahtuu monta sataa litraa vettä, roskakorit, ämpärit ja kattilat toimivat vesivarastoina, mutta myös lujat muovipussit, jos ne sitoo hyvin kiinni. Vettä kannattaa säilyttää hämärässä, koska auringonvalon vaikutus antaa vauhtia levänkasvuun.

Jos vedentulo katkeaa varoittamatta, on kotona monessa paikassa vettä saatavilla. Sitä löytyy lämpöpattereista ja putkista, akvaariossa ja wc-pöntön säiliössäkin on vettä.

Jos veden puhtaudesta ei ole varma, se kannattaa vähintään keittää, mieluummin tislatakin. Veteen saa raikkautta siten, että palautetaan siihen happea ja se onnistuu kaatelemalla vettä astiasta toiseen.

Ruoanlaittoon tarvittava vesi on keitettävä kahdeksan minuuttia, mutta vähemmän keitettyä vettäkin voi käyttää vaikka säilyketölkkien lämmittämiseen, kun pitää huolen, ettei vesi pääse kosketuksiin tölkin sisällön kanssa, mutta tölkin kanteen on kuitenkin tehtävä pieni reikä räjähdyksen estämiseksi.

Vedellä ei kannata pestä muuta kuin alusvaatteita, eikä vettä kannata heittää pois käytön jälkeen. Kun likainen sakka on valunut pohjalle, niin vesi voidaan käyttää uudelleen.

Tulta on käytettävä ensisijaisesti veden keittämiseen, ruoan valmistukseen ja säilömiseen. Hätätilanteessa tulisijan voi myös tehdä niin, että tehdään nuotio metalliastiaan tai lämpöpatterin päälle. Jos talossa on paljas betonilattia, voidaan nuotio tehdä suoraan lattialle. Hiiligrilli on hyvä nuotion paikka.

Ensiksi on syötävä pilaantuvat ruoat. Maito säilyy paremmin keitettynä. Kaikki neliterälehtiset kasvit puutarhassa kelpaavat syötäväksi. Madot ja etanatkin sopivat ruoaksi. Myös puistoista voi etsiä syötäväksi kelpaavia kasveja, ansoilla voi pyydystää lintuja ja jäniksiäkin myös kaupungissa.

Aina katastrofin jälkeen on ensimmäiseksi etsittävä suoja, jossa on katto päällä. Tiiliä ja muita osia romahtaneista rakennuksista kannattaa keräillä ja rakennella niistä suojaa itselleen.

Jos joudutaan siirtymään paikalta toiseen paikkaan, kannattaa tarkkaan harkita, mitä ottaa mukaan.

Kaikki biologisesti hajoava jäte kannattaa kasata ulos yhteen paikkaan ja antaa kompostoitua. Kompostissa viihtyvät kastemadotkin voi käyttää ruokana, kun ne laitetaan ensin rasiaan, jossa on vehnäjauhoja. Näin ne syövät vehnäjauhoja ja ulostavat samalla suolensa puhtaiksi. Muut jätteet on parasta polttaa, etteivät ne houkuttele tauteja levittäviä hyönteisiä paikalle.

22. LOPPUSANAT

Nykyaika asettaa yhä enemmän haasteita selviytymiselle. Tuleva 5G-tekniikka tulee aiheuttamaan niin paljon säteilyongelmia, että terveytensä ylläpitämiseksi on lähdettävä pois pahimman sähkömagneettisen kentän läheisyydestä.

Erityisesti sähköyliherkät ihmiset eivät kestä edes tavallisten kodinkoneiden säteilyä, eivätkä pysty käyttämään tietokoneita tai puhumaan kännykällä.

Tulevaisuudessa ihmiset tarvitsevat yhä enemmän irrottautumista kaupunkiympäristöstä, jossa ongelmat alkavat olla huomattavia, kun 5G-säteilyn taajuus nostetaan 60 hertziin.

5G-tukiasemia tulee olemaan kolmensadan metrin välein kaupungeissa, koska niiden kantama on lyhyt. Tässä vaiheessa on ihmisten päästävä pois kaupungeista, mutta kaikilla ei ole mökkiä, minne mennä, joten erätaidot ovat korvaamattoman arvokkaat.

Meitä uhkaillaan sodilla, koronarokottamattomien eristämisellä yhteiskunnasta, elintarvikepulalla ja monella muulla, kaiken takana vain yksi ja ainoa suuri talouden nollaus. Siinä vaiheessa, kun me olemme olevinamme onnellisia, kun emme enää omista mitään, ehkä kuitenkin tekee mieli päästä koko hulluudesta eroon. Tai ehkä tulee pakko selviytyä omillaan.

Siksi kirjoitin tämän kirjan ja keräsin tähän hyvin monenlaista tietoa ja ohjeita selviytymiseen. Näkemykseni omavaraisuudesta ja sen puhtaimmillaan toteuttamisesta lähtee aina kivikauden ajoista saakka, jolloin todella tultiin toimeen täysin omillaan. Tärkeää on myös ajatella elämää vaikka sata vuotta sitten, jolloin omavarainen elämä oli itsestäänselvyys vielä silloinkin, oli yksi tai kaksi lehmää, muutama kana, pottumaa ja palanen metsää, verkot järvessä kesät ja talvet, eli omillaan pärjättiin vielä lähes täysin.

Nyt ei niinkään huolestuta se, että ihmiset voisivat joutua eristyksiin yhteiskunnasta ilman toimeentuloa ja ruokaa, jos eivät voisi ostaa elintarvikkeita tai saada terveyspalveluita, vaan enemmän huolestuttaa se, että ihmiset ovat nykyaikana etääntyneet kaikesta entisajan tiedosta ja taidosta, jolla on pärjätty ja osattu hyödyntää luontoa.

Nykyajan hyvinvointi on tehnyt karhunpalveluksen ihmiskunnalle, kaikki asiat ovat liian riippuvaisia julkisista palveluista ja energian saatavuudesta. Kaikki toimii nykyään sähköllä, mikään ei toimi, jos sähköt ovat poikki, jos auto ei liiku, seisovat ihmiset tumput suorina ihmettelemässä, että mitäs nyt tehdään.

Ennen ei ihmetelty, vaan talvella laitettiin sukset jalkaan ja mentiin eteenpäin, oli kinos miten korkea tahansa tai kesällä vesistöalueella soudettiin veneellä ja maata myöten päästiin hevosella tai kävellen, eikä siihen tietä tarvittu.

Entisajan rytmi oli hitaampaa, turha kiirehtiminen ei kuulunut kuvioon, elettiin luonnon rytmin mukaan ja käytettiin luonnonvaroja järkevästi hyväksi niin kuin intiaaniviisauden mukaan.

Nykyajan suoranainen laiskuus ja ahneus on tehnyt yhteiskunnasta tällaisen mitä se nykyään on, ja jos ei tiedä perinteisistä selviytymisen menetelmistä mitään, on aika hukassa. Vastaväittäjille voin sanoa, että ihmiset ovat pärjänneet tuhansia vuosia luonnon varoilla ilman teollisuuden suomaa ylitsepursuavaa valinnanvaikeutta, joten ihminen tulee samoilla ohjeilla toimeen tänäänkin.

Jokaisen kannattaa edes vähän kokeilla näitä ohjeita, huomata niiden terveellisyys, luonnonravinnon puhtaus, näiden ohjeiden monipuolisuus, murtautua ulos nykyisenlaisesta uusavuttomuudestaan, opetella uudelleen tulemaan toimeen niin kuin entisaikojen ihmiset.

Toivon, että tästä kirjasta olisi mahdollisimman monelle hyötyä ja apua elämän tositilanteissa, mutta myös iloa luonnonmukaisen elämän harrastamissa, sekä hyviä ajatuksia omavaraisuuden toteuttamisessa.

Saarijärvellä 7.4.2022

Timo Tynkkynen

Kustantaja: BoD — Books on Demand, Helsinki, Suomi
Valmistaja: BoD — Books on Demand, Norderstedt, Saksa
ISBN: 978-952-80-6259-2